こんなに役立つ肺エコー
救急ICUから一般外来・在宅まで

# 肺部超声

〔日〕铃木昭广　主编

朱　强　首都医科大学附属北京同仁医院
黄慧莲　首都医科大学附属北京同仁医院　　译

U0239914

北京科学技术出版社

Authorized translation from the Japanese language edition,entitled
こんなに役立つ肺エコー

ISBN: 978-4-7583-0387-3
編集: 鈴木 昭広

KONNANI YAKUDATSU HAI ECHO
© AKIHIRO SUZUKI 2015
Originally published in Japan in 2015 by MEDICAL VIEW CO., LTD.
Chinese (Simplified Character only) translation rights arranged with
MEDICAL VIEW CO., LTD. through TOHAN CORPORATION, TOKYO.


著作权合同登记号　图字：01-2021-4277号


**图书在版编目（CIP）数据**

　肺部超声 /（日）铃木昭广主编 ；朱强，黄慧莲译. —
北京 ： 北京科学技术出版社，2022.1
　ISBN 978-7-5714-1792-5


　Ⅰ. ①肺… Ⅱ. ①铃… ②朱… ③黄… Ⅲ. ①肺疾病
—超声波诊断 Ⅳ. ①R563.04

　中国版本图书馆CIP数据核字(2021)第175691号

**责任编辑：**尤玉琢
**责任校对：**贾　荣
**责任印制：**吕　越
**封面设计：**申　彪
**出 版 人：**曾庆宇
**出版发行：**北京科学技术出版社
**社　　址：**北京西直门南大街16号
**邮政编码：**100035
**电　　话：**0086 – 10 – 66135495（总编室）　0086 – 10 – 66113227（发行部）
**网　　址：**www.bkydw.cn
**印　　刷：**北京宝隆世纪印刷有限公司
**开　　本：**710 mm × 1000 mm　1/16
**字　　数：**150千字
**印　　张：**7.25
**版　　次：**2022年1月第1版
**印　　次：**2022年1月第1次印刷
ISBN 978-7-5714-1792-5

**定　　价：145.00元**

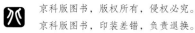

# 编者名单

## 主 编

铃木昭广 旭川医科大学麻醉与复苏学副教授

## 编 者（按五十音图排序）

青山 正 名古屋大学医学院附属医院麻醉科

饭塚悠祐 自治医科大学附属埼玉医疗中心麻醉科重症医学部

大宫浩挥 冈山大学研究院医齿药学综合研究院麻醉与复苏学

贝沼关志 名古屋大学医学院附属医院外科重症医学部部长，教授

小山洋史 湘南镰仓综合医院重症医学部

铃木昭广 旭川医科大学麻醉与复苏学副教授

田中博志 旭川医科大学麻醉与复苏学

丹保亚希仁 旭川医科大学急救医学讲师

长岛道生 横滨市立港口红十字医院急救中心重症医学部

野村岳志 湘南镰仓综合医院麻醉科、重症医学部主任

滨崎直树 盐谷内科诊疗所，济生会奈良医院内科

吉田拓生 东京慈惠会医科大学麻醉学、重症医学部

# 译者前言

由于肺内气体的影响，肺部的超声检查长久以来被认为是超声的禁区。然而，随着超声医师对超声技术的认识不断提高以及对肺部病理的了解逐渐深入，他们发现可以利用超声在肺部产生的伪像来诊断肺部疾病的病理状态。目前，国外已将超声较广泛地应用于肺炎、肺实变、气胸、肺挫伤、膈肌功能障碍、急性呼吸窘迫综合征等疾病的诊断检查。国内部分医院也已开始了这一领域的工作，并已有相关文献报道。这种发展不仅充实了超声医学的内容，而且将促进超声技术向精细化、纵深化方向发展。此外，肺部超声已得到呼吸重症科、急诊科、麻醉科等科室的关注。它能帮助判断患者是否可以脱离呼吸机、帮助判断休克类型，还可以指导麻醉患者的呼吸管理等诊疗过程。肺部超声极有可能成为超声医学的一门新兴的亚专业。

本书从肺部超声的基础操作开始讲解，逐渐深入到临床应用，且图文并茂、文字精炼，可为广大超声科医师及上述其他相关科室的医师学习肺部超声提供良好的参考，不失为一本可读性较强的工具书。

在翻译过程中，译者力求做到准确与流畅，但限于水平，难免会有错漏之处，敬请读者谅解并指正。

朱　强

2021 年 10 月 19 日

# 序　言

## 肺部超声的潜力

首先感谢您阅读本书。我是本书的主编，也是一名麻醉科医师。我在支援医疗水平落后的偏远地区时，就意识到应该充分利用在临床麻醉工作中积累的急救措施，也因此逐渐走进了毕业时发誓绝不从事的急救医疗和当时闻所未闻的直升机医疗工作中。

从事急救工作后不久，我接触到了一种轻松鉴别失血性休克的方法——创伤超声重点评估（focused assessment with sonography for trauma，FAST），并立即被其吸引。这是一种利用超声就能迅速判断内脏出血的超声诊断技术，也是目前创伤早期诊疗指南（JATEC）推荐的诊断方法。然而，随着经验积累，我的心中却逐渐产生了一些疑问。例如，FAST 可鉴别心脏压塞引起的阻塞性休克，却不能鉴别气胸导致的阻塞性休克。与通过听诊、问诊等获得的主观信息不同，超声图像可作为客观信息保存下来，并能迅速、及时地与团队成员共享。因而，我萌生出一个想法，如果发挥超声的最高水平，是否也能诊断气胸，但遗憾的是当时国内几乎没有与气胸有关的超声论文。因此，我开始留意观察自发性气胸患者、手术开胸患者，试图从中发现相关征象，尝试通过超声解释气胸。

我发现正常脏胸膜会移动，而气胸时脏胸膜移动消失且会出现多重反射，形成"拿破仑蛋糕"状多层结构的征象。正当我犹豫是否为这些征象命名时，无意中看到了肺部超声专家利希滕斯坦（Lichtenstein）的论文。我自认为首次发现的征象其实早在 20 多年前已由利希滕斯坦发现并命名。虽感到不可思议，但未灰心，同时也敬佩 20 多年前使用简陋仪器研究肺部超声的前辈的不懈努力。以利希滕斯坦的研究为契机，肺部超声已在国外广泛开展，研究各种病理状态下的超声表现。我也开始深入研究肺部超声。此后不久,《新英格兰医学》（*New England Journal of Medicine*）的专刊"*Point-of-Care Ultrasonography*"介绍了肺部超声。由此, 肺部超声得到全世界的认可, 且迅速普及。

此次, 我受 Medical View 公司的邀请, 要在日本出版大众化的肺部超声参考书籍。于是, 我与"ABCD sonography"团队成员共同编写了本书。希望本书对临床医师有所裨益, 也希望本书对居家诊疗、进修培训, 以及麻醉、抢救、重症监护（ICU）等重症医疗有所帮助, 这将是我们的荣幸。

铃木昭广

旭川医科大学麻醉与复苏学副教授,

急救中心副部长, ABCD sonography 理事长

2015 年 3 月

# 目　录

# 高级篇

# 基础篇

# 01 探头的选择与扫查方法

铃木昭广（旭川医科大学麻醉与复苏学副教授）

**要点**

- 探查胸膜使用线阵探头，探查其深部组织使用扇形探头，若兼顾两者则使用凸阵探头。
- 手持探头的方法包括执笔式和握拍式。
- 扫查时手一定要找到支撑点。
- 牢记 3 个动作：旋转、滑动、倾斜。
- 先学习最基本的仪器调节。

## 1.1 探头的种类与特点

虽然可以使用任何一种探头对肺部进行超声检查，但如果能掌握探头的特点，便可以进行更加细致的观察。

现以线阵探头、凸阵探头、扇形探头为例，列举说明每种探头的特点（表1-1）。

表1-1 探头的种类与特点

| 名称 | 线阵探头 | 凸阵探头 | 扇形探头 |
|---|---|---|---|
| 形状 | | | |
| 图像形状 | | | |
| 频率 | 高 | 低 | 低 |
| 观察近场 | 优 | 良 | 不能或差 |
| 观察远场 | 差或不能 | 良或优 | 良 |
| 观察部位 | 胸膜，胸腔浅侧 | 胸膜，肺组织，胸腔 | 肺组织，胸腔 |

线阵探头的频率越高越适合检查近场。同时，因其可按实际比例尺显示探头正下方的结构，所以观察胸膜效果极好，很适合检查气胸。然而，线阵探头能够观察的深度有限，检查胸腔深侧较为困难，甚至可能检查不到。扇形探头虽然具有能通过肋间隙等细窄空间射入人体的优点，但是图像经压缩处理后，越表浅的部位显示得越小，因此观察胸膜较困难。凸阵探头介于两者之间，从浅至深都可以观察。

## 1.2 手持探头的方法与基本操作

为清晰显示图像，手持探头的方法和基本操作很重要。手持探头的方法一般包括类似握铅笔的执笔式或者握网球拍的握拍式（也称作螺丝刀式）两种。不论哪种方式，都应把手指或者手掌的一部分放在被检查者的体表上作为支撑点，使探头能够紧密接触被检查者的身体（图1-1）。如果无支撑点，仅将探头放在体表上，可能会发生探头滑动现象，导致产生切面偏移，从而容易错失最佳图像。

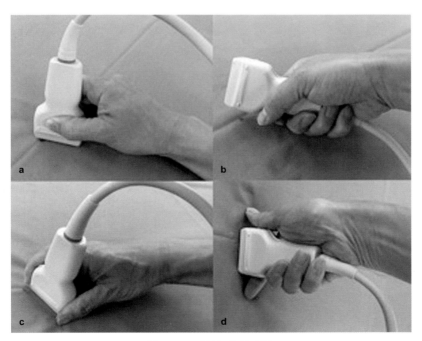

图1-1　手持探头的方法
a.执笔式；b.握拍式；c.执笔式，持握方向与a不同；
d.握拍式，以手指作为支撑点

探头的基本操作包括：旋转切面的旋转操作、在体表滑动探头的滑动操作、垂直或倾斜探头的倾斜操作（图1-2）。应注意，在熟练操作之前，最好不要一次性操作所有动作，而是选择其中一种。另外，在指导新人时，尽可能让新人手持探头亲自练习，且使用以下术语。例如，"探头向头侧滑动3 cm""探头向右旋转90°""倾斜探头""探头线缆侧朝向左脚慢慢倾斜"等。如果利用探头上的方位标记（见下一章节内容）进行指导会更加轻松，例如，"标记朝向右肩方向""标记朝向3点钟方向"等。

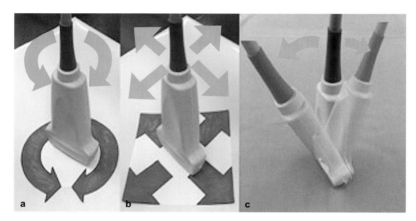

图 1-2　探头的基本操作
a. 旋转；b. 滑动；c. 倾斜

## 1.3　需要掌握的仪器设置调节

近年来，超声仪器的发展可谓日新月异，操作面板上密密麻麻的按钮和按键越来越简化。最新型的仪器如同手机、平板电脑一样，按键在需要操作时才会出现在显示屏上，可进行触屏式操作。另外，只要选择好探头就能大致调节至所要检查的组织或器官的设置上，而且可自动调节至最佳设置条件的机型越来越多。可以说已经不需要像过去那样进行非常细致的图像设置调节了。

因此，本书将省略对老旧机型的详细说明，只介绍应对临床做出快速判断所需的、必须掌握的设置调节。事实上，除了下列操作，笔者很少进行其他设置调节。希望各位读者能独立进行下列操作，以便在此基础上掌握更加细致的图像调节。

### ◆ 探头切换

探头切换分为按键切换型和直接将探头连接器与主机进行连接或拔除的类型。由于超声仪器的主机内置电脑，因此从主机上连接或拔除连接器时，应切断电源或按下冻结键，根据机型进行相应的操作。

### ◆ 检查部位切换

包括肺、心脏、腹部、浅表组织、血管等检查部位的按键切换方式，以及连接或拔除探头时自动切换至默认设置的自动切换方式等。如果所用探头没有默认设置，只能通过调节设置来选择最佳条件。

### ◆ 输入ID

输入ID即可保存静态图像和动态图像，便于后期浏览和回放。笔者经常以日期和关键词作为ID，如"20140922_Trauma"等。如果使用电子病历，可能需要输入医院规定的ID号。

### ◆ 模式切换

B型、M型、彩色多普勒、连续多普勒、脉冲多普勒、能量多普勒等模式可通过按钮进行切换。

肺部超声主要是以B型和M型为基础模式。

### ◆ 增益

增益可调节图像亮度。如果上调增益，则整体灰度上升，图像变白；下调增益则灰度下降，图像变黑。增益过高称为"over gain"，增益过低称为"under gain"，应调节至能够清晰显示检查部位。但是，受室内照明的影响，偶尔会出现已存图像的打印效果比想象中过亮或过暗的情况。

### ◆ 深度

根据检查部位在人体深侧还是浅侧来调节图像深度。例如，检查胸膜时，降低深度；检查胸腔积液等较深位置时，增加深度。所能调节的最大深度因探头和频率不同而有所不同。作为探查陷阱（pitfall），探查深度越深，声束往返时间越长，帧频就会减少，图像显示不流畅，且会出现闪烁现象。如果深度变浅，帧频就会增多，图像则显示流畅。同样，图像的扇面宽度越窄，帧频就会越多。

### ◆ 聚焦

部分仪器的深度调节键旁边的"△"按钮，为聚焦调节按钮。目的是将声束集中在聚焦范围内以提高分辨率。

### ◆ 冻结

如同相机的快门，保存最佳图像所需。部分仪器可在冻结图像后通过滚动轨迹球一帧一帧回放数秒前的图像来选择最佳图像。

### ◆ 保存静态图像

如果不按冻结键或保存键，就会丢失煞费苦心找到的最佳图像。相对于分辨率低的动态图像，静态图像更清晰，且能经得住推敲。因此，保存动态图像的同时，也应尽可能保存静态图像。除了掌握如何查找和回放已保存的图像，还应了解如何将已保存的图像输出至外存储器的方法，以便使用。

### ◆ 标尺

可用于测量距离，也可用于测量面积等。根据需要使用。

### ◆ 保存动态图像

留存短暂动态图像时使用。使用前，需要确认动态图像的保存格式。根据仪器型号不同，图像的保存格式有DICOM、AVI等。存储方式可设定为按键就可以开始录制保存，也可以设定为按键就结束录制保存，录制时间的长短（时长）可以自由设定——尤其是在公用机器上更需要注意。因此，应提前确认设置条件，并准备好所需要的转换软件。

掌握了以上设置调节，就可以进行检查了。笔者也很少进行其他设置调节，几乎不做测量等细致工作，费时的测量操作应在检查室进行。

# 02 图像显示方法

铃木昭广（旭川医科大学麻醉与复苏学副教授）

> **要点**
> ◆ 超声图像是团队共享的视觉信息，要遵守图像显示规则。
> ◆ 基本规则与 CT 相同，图像左侧为患者头侧或患者右侧。
> ◆ 例外：超声心动图是特例，应按照国际规范显示图像。
> ◆ 例外：对于颈动脉超声，指南也规定了其显示方法。
> ◆ 例外：进行超声引导下穿刺操作时，原则上应显示有助于术中操作的图像。

## 2.1 图像方位至关重要

大部分人看到图2-1后，都会有别扭的感觉——"是不是左右反了？"。近年来，随着电子化病历的发展，很少出现X线片"左右标错"的现象。提供给医疗团队的共享图像应该是遵守显示规则的图像，因此，希望大家认识到图像显示方法的重要性。就像所有胸部X线片的上下左右方向一致一样，超声图像也应该有其显示规则。

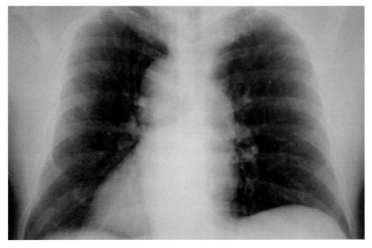

图 2-1 何为正确的图像方位

## 2.2 原则：显示方法应与 CT 相同

现以头部CT为例（图2-2a）。扫描开始时，在CT上调出定位图像，患者仰卧位，头部应朝向显示器左侧。如此，在矢状面，图像左侧始终是患者的头侧。开始扫描后，将陆续显示从足侧观察的身体横断面图像。此时，图像左侧为患者右侧。肝必须显示在图像左侧，脾必须显示在图像右侧，绝不能颠倒（图2-2b）。应尽量遵循"图像左侧为患者头侧或患者右侧"这一规则。但是，对于超声心动图和颈动脉超声，图像显示方法则不同。超声心动图应遵循国际规范，颈动脉超声应遵循指南规定的图像显示方法。

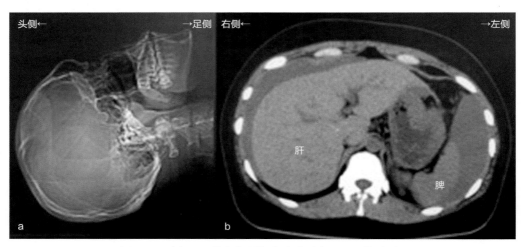

图 2-2　头部 CT 的定位图像（a）与腹部 CT 图像（b）

## 2.3 探头与图像的关系

探头上有定位标记（OM），以识别切面的左右或上下。同样，超声图像中也有与探头方向相对应的被称为定位指示器（OI）的标识。首先要掌握两者的关系。遗憾的是，这些标记或指示器在各厂商之间尚未统一，名称各不相同。因此，本书将探头上的标记统称为OM，将图像中的标识统称为OI。进而，也统一了本书中的用法，在超声心动图图像中以图像右侧为OI，在其他部位的图像中均以左侧为OI。请各位读者将所用仪器的设置设定成与本书相同，或者根据所用仪器的设置掌握

OM、OI的关系，以便开展实践和指导。

图2-3中为非心脏探头，探头上的凹槽为OM。图像左上的标识（ABCD）是对应于OM的OI。从OM侧发出的声束在图像的实线（—）侧，从OM的另一侧发出的声束在图像的虚线（---）侧。

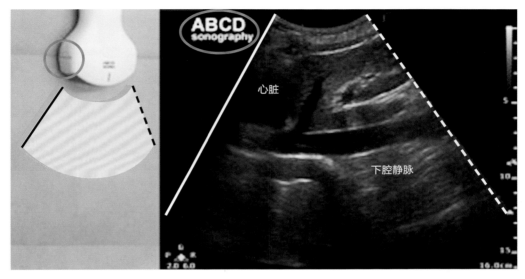

图2-3　定位标记（OM）和定位指示器（OI）

现介绍心脏探头的图像显示方法，仅供参考。在图2-4中，用圆圈圈起来的探头上的突起部分是OM，从OM侧发出的声束在下方示意图中的实线侧。OI在图像的右上。你是否注意到，超声心动图的图像与图2-3中介绍的图像恰好左右相反？应注意，根据超声心动图相关规范的要求，图像右侧为患者头侧。使用扇形探头或保存图像时常常混淆这一点。因此，笔者在指导进修医师操作时，总是特意提醒一句，"和FAST一样，这边是头侧""按照超声心动图规范显示，心脏好像位于右侧"。

进行穿刺操作时，更重要的是显示有助于术者操作的图像。图2-5是术者在患者头侧进行右颈内静脉穿刺，根据图像显示方法应显示左图，但该图对于进行操作的术者而言恰好是左右相反的，进行安全操作比较困难。因此，进行超声引导下穿刺等操作时，应当显示有助于术者定位穿刺的图像，如图2-5中右图。

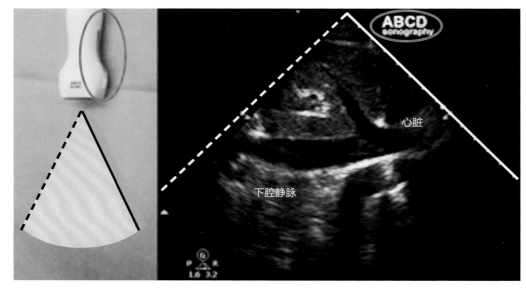

图 2-4　遵循国际规范的超声心动图 OM、OI

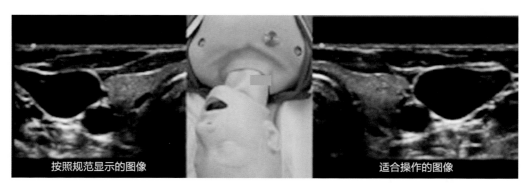

图 2-5　进行穿刺操作时显示有助于术者操作的图像最为重要

　　以上内容大家是否能够理解？OM、OI说到底只是超声扫查的辅助手段，重要的是图像的定位，即正确显示上下左右。为了能够在同事之间使用统一的显示规则来共享图像，请根据所用的仪器机型考虑这一问题。

# 03 肺部超声成像原理

田中博志（旭川医科大学麻醉与复苏学）

**要点**

◆ 超声图像由反射波形成。
◆ 声波的反射率由声阻抗差异决定。
◆ 空气 100% 反射声波。
◆ 肺部超声可形成特有的伪像。
◆ 反射造成的伪像包括多重反射和镜面效应等。

## 3.1 超声与 X 线的不同

我们所熟悉的X线和CT检查的成像原理是基于穿透身体后的放射线强弱不同。也就是说，X线和CT图像是由"穿透波"形成的。

然而，超声图像是探头发射的声波入射到人体组织产生反射，其反射波回到探头后转换成的图像。也就是说，超声图像是由"反射波"形成的（图3-1）。

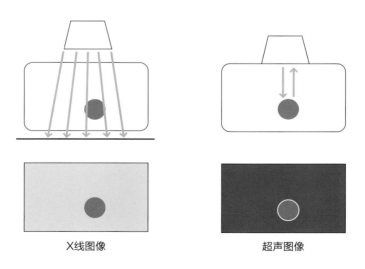

X线图像　　　　　　　　　　　超声图像

图 3-1　穿透波与反射波

反射波是理解超声图像的关键点。比如，通过声束返回探头的时间来推算距离，并以图像深度来表示。

超声图像是反射波的影像化。而混响或散射等接收波也以伪像的形式形成影像。肺部超声检查就是灵活运用这些伪像的技术。

## 3.2 声波反射率：图像中的白色、黑色表现

超声图像是反射波形成的图像。如果知道声波在哪里产生反射，就能理解成像原理。答案是"声波在声阻抗发生变化的界面上产生反射"。

物质具有自身固有声阻抗，其声阻抗的差异决定声波反射率（表3-1）。具体而言，相邻组织的声阻抗差异越大，声波反射越强烈，图像表现越白。如果没有声阻抗差异（在匀质的组织中传播等），将不会产生反射信号，图像表现为黑色（图3-2）。

表3-1　固有声阻抗

| | 声阻抗 $[kg/(m^2 \cdot s) \times 10^6]$ | 与水的反射率（%） |
|---|---|---|
| 空气 | 0.0004 | 100 |
| 脂肪 | 1.38 | 5 |
| 水 | 1.53 | − |
| 血液 | 1.61 | 3 |
| 肌肉 | 1.7 | 5 |
| 软骨 | 2.12 | 16 |
| 聚氯乙烯 | 2.35 | 21 |
| 骨 | 7.8 | 67 |

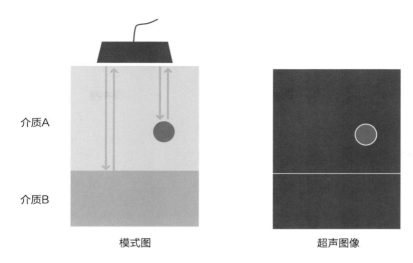

介质A

介质B

模式图　　　　　　　　　　超声图像

图3-2　超声图像成像原理

声波在匀质的介质中传播时不产生反射，图像表现为黑色；当声波遇到
不同介质时在界面上产生反射，图像表现为白色

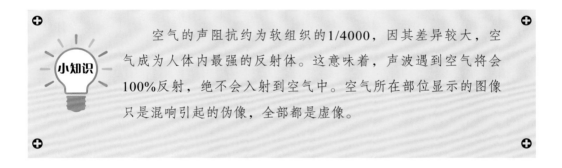

小知识　　　　空气的声阻抗约为软组织的1/4000，因其差异较大，空气成为人体内最强的反射体。这意味着，声波遇到空气将会100%反射，绝不会入射到空气中。空气所在部位显示的图像只是混响引起的伪像，全部都是虚像。

## 3.3　肺部超声的基本表现

肺是含气的器官，而空气100%反射声波，因此一直以来都认为含气的器官不能进行超声评估。但是图像中肺组织所在区域内仍然出现影像。这是为什么？原因在于探头与胸膜之间没有空气，所以显示的是实像，而肺组织所在区域（为胸膜深侧）则显示一种肺组织和空气相混合的伪像。这种特有的伪像就是肺组织的超声表现（图3-3）。

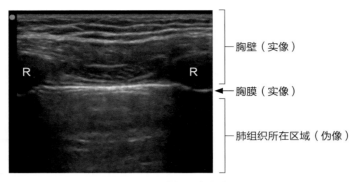

图 3-3　肺部超声声像图

胸膜处为实像，胸膜以下为肺组织特有的伪像。若隐若现的闪动就是
正常肺组织的伪像特点。R，肋骨

3.4 **多重反射（A线）**

　　由反射波形成的超声图像中有多种伪像，其中最常见的是多重反射。多重反射是由于声波在探头与光滑的界面之间发生混响而产生的。而在肺组织中，多重反射则是声波在探头与光滑的胸膜之间发生混响而产生的。在探头与胸膜界面之间，声波往返1次形成的图像是实像，往返2次形成的图像是多重反射①（2倍距离），往返3次形成的图像是多重反射②（3倍距离）（图3-4）。

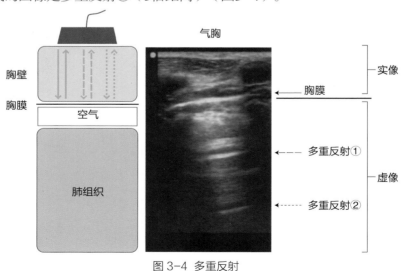

图 3-4　多重反射

在气胸，探头与空气之间重复发生的混响形成多重反射。
胸膜深侧的图像全部为虚像

肺的多重反射又称为A线（A-line），因为是探头与胸膜之间的反射影像，所以A线也经常出现在偏瘦个体的正常肺组织。然而，在气胸，由于是探头与空气之间的反射，其反射更加强烈，因此，多重反射在气胸中非常明显。

## 3.5　肝的镜面效应

声波在光滑界面上最容易发生反射，而横膈是光滑的膜性结构，因此容易发生镜面效应。镜面效应是指原本不存在的结构因声波的反射宛如真实存在般显示出来（图3-5）。胸腔积液时，根据超声成像原理，强烈显示远场影像，因此经常会发生肝的镜面效应。

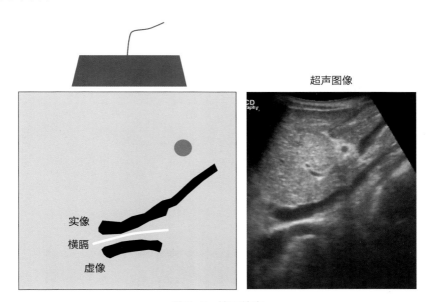

超声图像

实像
横膈
虚像

图3-5　镜面效应

在肝的后方可观察到下腔静脉，以下腔静脉后壁的线状高回声为界限，还可见一条低回声的带状结构，似为2条下腔静脉。这是典型的镜面效应，后方的血管影为虚像。虽然是不同组织产生的镜面效应，但正如文中所述，横膈是产生镜面效应的常见原因

# 04 正常：肺滑动（B型超声）

丹保亚希仁（旭川医科大学急救医学讲师）

**要点**

◆ 确认胸膜线是关键。

◆ 可利用蝙蝠征确认胸膜线。

◆ 起自胸膜线的、短小的彗星尾样伪像也可出现在正常肺组织。

◆ 线阵探头最容易显示肺滑动。

◆ 根据不同情况，使用相应探头。

◆ 同时牢记肺搏动。

## 4.1 移动的胸膜线——肺滑动

在超声图像上胸膜表现为高回声线。在正常肺组织能观察到高回声的胸膜线随呼吸而移动的现象（肺滑动，lung sliding）。由于胸膜位于肋骨之间、肋间肌群的后方，如果将探头垂直放在肋骨上方（图4-1a）显示蝙蝠征，就能轻松确认胸膜线。肋骨表面呈高回声，其后方为声影（acoustic shadow）。位于肋骨肌群后方

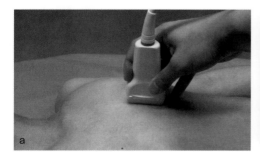
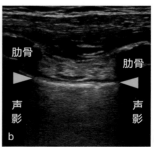

图 4-1 蝙蝠征的探查方法

a. 将线阵探头垂直放在肋骨上；b. 两根肋骨之间显示肋间肌群，其后方的高回声线就是胸膜线（箭头），肋骨后方为声影，呈黑色，延伸至远场；c. 上下两根肋骨的声影如同飞行中的蝙蝠翅膀，因此称为蝙蝠征

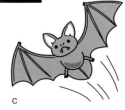

的高回声线就是胸膜线（图4-1b）。想要观察肺滑动，最好观察胸膜线是否随呼吸移动（图4-2a）。起自胸膜线的彗星尾样伪像也可以出现在正常肺组织，是观察肺滑动的标记。确认胸膜线后，将探头旋转至与肋骨平行扫查，则能在大范围内观察肺滑动（图4-2b）。

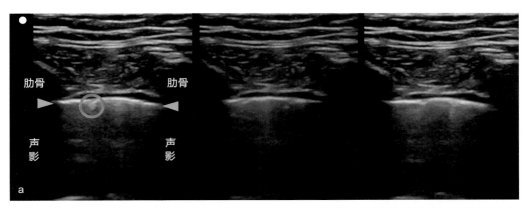

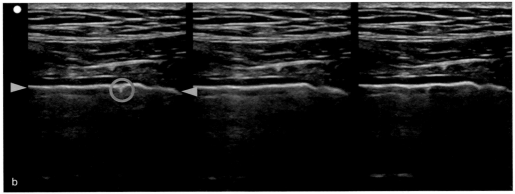

图4-2　肺滑动的探查方法

a. 先显示蝙蝠征，再观察肺滑动；在确认胸膜线之前，最好用此方法探查。b. 将探头平行于肋骨，能够在大范围内观察肺滑动；彗星尾（圆圈标记）起自胸膜线，因此成为观察肺滑动的标记。肋骨后方为声影，呈黑色，延伸至远场

## 4.2　观察肺滑动的探头选择

　　肺部超声检查可使用线阵探头、扇形探头、凸阵探头中的任何一种。在此介绍每种探头观察肺滑动时的特点。

### ◆ 线阵探头

因为是高频探头，非常适合探查胸膜。建议即将学习肺部超声检查的医师使用线阵探头来扫查肺组织。当临床强烈怀疑气胸时，也建议使用线阵探头。另外，线阵探头用来探查气胸分界的肺点（lung point）（参见第51页）也是最适合的。但是，线阵探头不适合观察深部组织。

### ◆ 凸阵探头

创伤早期诊疗中常使用凸阵探头进行创伤超声重点评估（focused assessment with sonography for trauma，FAST）。这种探头无须更换条件设置就能直接观察有无肺滑动，因此笔者在检查创伤时常使用凸阵探头。

### ◆ 扇形探头

扇形探头适合检查肺实变或胸腔积液等较深部位的病变。查找休克原因时，扇形探头不仅能检查心脏、胸腔、腹腔，还可以判断有无气胸。虽然需要调节深度和增益，但还是能够较好地观察有无肺滑动。

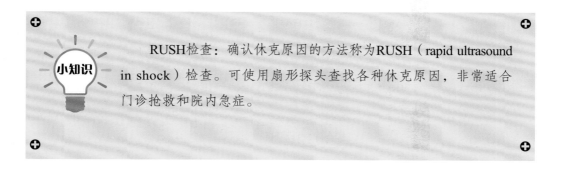

小知识

RUSH检查：确认休克原因的方法称为RUSH（rapid ultrasound in shock）检查。可使用扇形探头查找各种休克原因，非常适合门诊抢救和院内急症。

## 4.3 辅助征象：使用彩色多普勒显示能量肺滑动

如前文所述，在正常肺组织能够观察到胸膜线随呼吸而移动的现象。此时如果使用彩色多普勒，则在胸膜线下方可显示彩色移动，这被称为能量肺滑动（power sliding）。

**问 题**

能不能只依据肺滑动来判断是否为正常肺组织？

归根到底，肺滑动是肺的正常超声征象。如果检查者经验丰富、操作正确，仅仅依靠肺滑动也能做出"正常"的诊断。但是在熟练之前，最好是结合若干个征象特征综合判断。

**问 题**

CT检查是不是更好？

机械通气患者的血氧饱和度为100%，$PaO_2$为50 mmHg。胸部X线片（图4-3）显示右肺血管影模糊，患者呼吸音减弱，为排除气胸，建议进行CT检查。因为挪动困难，尝试对患者进行肺部超声检查，结果右侧整个肺野均清晰显示肺滑动。

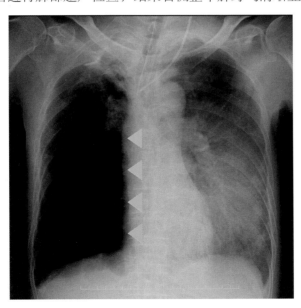

图4-3 胸部X线片

可疑气胸，但是通过肺部超声检查确认存在肺滑动，
所以排除了气胸

**【参考文献】**

[1] Perera P.et al:The RUSH exam:RapidUltrasound in Shock in the evaluation of the critically Ⅲ.Emerg Med Clin North Am 28:29-56,2010.

# 05 正常：海岸征

饭塚悠祐（自治医科大学附属埼玉医疗中心麻醉科重症医学部）
野村岳志（湘南镰仓综合医院麻醉科、重症医学部主任）

> **要点**
>
> ◆ 海岸征是肺滑动的 M 型超声表现。
>
> ◆ 胸壁与胸膜下方组织的超声表现截然不同，就像大海与沙滩。
>
> ◆ 虽然海岸征容易辨认，但是否存在肺滑动仍需在 B 型超声下实时判断，不可过分依赖海岸征。

## 5.1 海岸征的定义

前面学习了肺滑动的基础内容，本章将介绍判断肺滑动的其他方法。

肺滑动应该在B型超声下实时观察，这一点毋庸置疑。但是，也可以使用M型超声进一步确认肺滑动的存在。M型超声可以显示如图5-1所示的特征性表现。因胸壁几乎不运动，所以它在M型超声中表现为线状；胸膜随呼吸而移动，所以胸膜下方的组织表现为均匀粗糙的点状回声。将胸壁比喻为波浪，将胸膜下方的组织比喻为沙滩，超声图像犹如翻滚而来的波浪拍击沙滩。这就是"海岸征"（图5-1）。

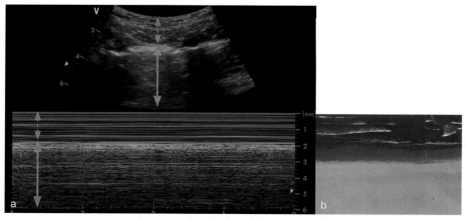

图 5-1 正常：海岸征（使用凸阵探头）

a. 胸壁的线状回声为"翻滚而来的波浪"，其下方粗糙的点状回声为"沙滩"；

b. 平静的湘南海岸（由 google earth 制作）

海岸征阳性表明肺滑动存在，但在气胸等状态下无法观察到肺滑动和海岸征。

## 5.2 海岸征的作用

海岸征的最大作用是能轻松地识别肺滑动的存在。M型超声不易受到手部轻微晃动以及胸壁微小运动的影响。同时，判断肺滑动存在的干扰因素对M型超声影响较小，因此即便是初学者也容易操作。

需再次强调，B型超声对于实时确认肺滑动至关重要，但是，相对于B型超声的动态图像，海岸征只用一幅静态图像就能显示肺滑动的存在。另外，当肺滑动微弱难以辨认时，M型超声下的海岸征对判断有无肺滑动非常有效。

## 5.3 不同探头下的海岸征

任何一种探头都可以显示海岸征，但是扇形探头较难显示近场的胸壁，所以需要调节探查深度等图像设置，但这会使整体图像变得粗糙（图5-2）。线阵探头（图5-3）和凸阵探头都可以显示海岸征，但是想要显示典型的、粗糙的"沙滩"状点状回声，凸阵探头更胜一筹。

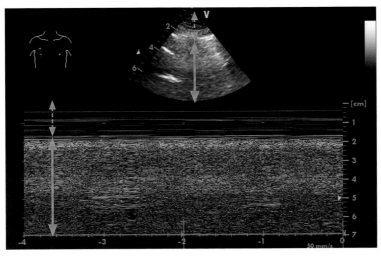

图 5-2　正常：海岸征（使用扇形探头）

若要显示近场的胸壁，需要调节深度和增益

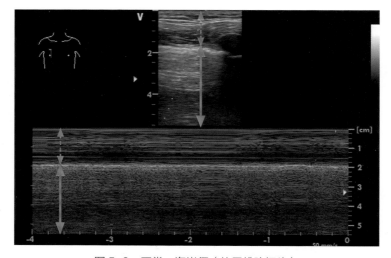

图 5-3　正常：海岸征（使用线阵探头）

和凸阵探头一样，能够显示清晰的海岸征，但"沙滩"的点状回声变得更细密

<table>
<tr><td>5.4</td><td>**显示海岸征的"陷阱"**</td></tr>
</table>

　　海岸征的关键是"海岸线"和"沙滩"。"海岸线"代表肺部超声基础的胸膜，胸膜必须由B型超声来确认，这一点非常重要。另外，应反复观察正常人胸膜下方组织的粗糙的"沙滩"状点状回声，并牢记于心。

　　下面介绍观察海岸征时常见的陷阱。之所以会陷入这些陷阱做出错误判断，是因为仅仅依靠了M型超声。需要重申一次，肺滑动必须在B型超声下确认，完全没有必要拘泥于海岸征的显示，因为海岸征终究不过是为了证明肺滑动存在而已。

◆　**声束被肋骨遮挡（图5-4）**

　　在M型超声中，如果声束被肋骨遮挡，肋骨的声影会造成胸膜下方的粗糙的"沙滩"状点状回声消失。虽然B型超声可以轻松避免这种错误，但这是M型超声的常见陷阱，需引起注意。

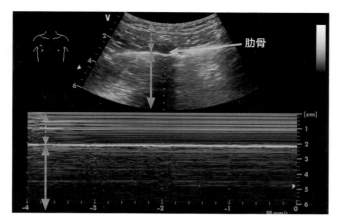

图 5-4　声束被肋骨遮挡

因肋骨的声影，粗糙的"沙滩"状点状回声消失

◆ 吸气末、呼气末（图5-5）

在正常呼吸或机械通气下，吸气末或呼气末都可能短暂出现肺滑动消失的情况。此时，在M型超声下也观察不到海岸征（尤其是在侧胸部）。这与M型超声下气胸的肺点表现相似。不同的是，呼吸暂停时消失的海岸征并不像肺点一样"突然"地出现，而是随着呼吸缓慢地、规律地表现出来。而且，与肺点不同的是，海岸征可出现在整个肺部，因此可以区分两者。另外，如果使用B型超声观察，胸膜显示为正常，不会与气胸混淆。

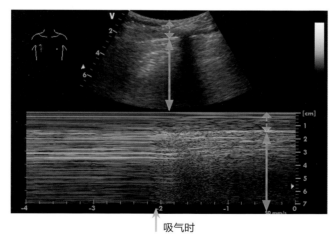

图 5-5　呼气末时

随着吸气开始，海岸征出现（左半部分为屏气时，

右半部分为吸气后）

◆ **增益过高（图5-6）**

在增益过高的状态下进行观察，"海岸线"不明显，海岸征消失。因此，应提前调节B型超声的增益。

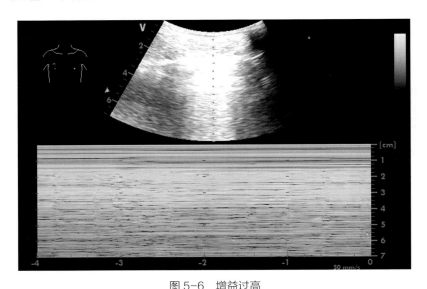

图 5-6　增益过高

"海岸线"显示不明显，海岸征消失，以致无法判断胸膜的位置

◆ **过度吸气（图5-7）**

借助辅助呼吸肌过度吸气时，胸壁也会随着呼吸大幅度移动。这种情况虽然很罕见，但此时胸大肌、胸小肌、肋间肌等的筋膜也会出现呼吸样运动，在M型超声下似"海岸线"，导致无法正确判断海岸征。但是，如果使用B型超声进行观察，可区分筋膜与胸膜。

◆ **皮下气肿**

发生皮下气肿时，皮下的细小气泡反射声束，从而会产生假"海岸线"，犹如海岸征。如果使用B型超声进行观察，可以确认这些气泡位于胸壁，与代表肺滑动的海岸征完全不同（参见第95页）。

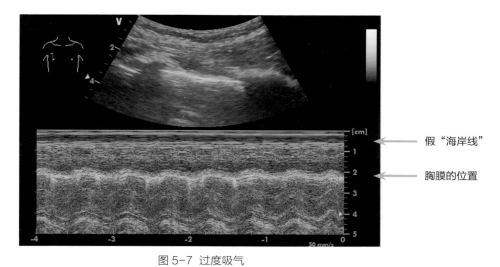

假"海岸线"

胸膜的位置

图 5-7 过度吸气

筋膜造成假"海岸线"，需使用 B 型超声确认胸膜的位置

# 06 正常：肺搏动（B 型超声）

大宫浩挥（冈山大学研究院医齿药学综合研究院麻醉与复苏学）

---

**要点**

- ◆ 肺搏动是心脏搏动传导至胸膜的超声表现。
- ◆ 显示肺搏动的部位，可以排除气胸。
- ◆ 观察肺搏动的最佳部位是正常肺组织中尚未通气的部分。

## 6.1 肺搏动是心脏搏动传导至胸膜的表现

肺搏动（lung pulse）是指心脏搏动通过肺组织传导至胸膜的超声表现，仿佛肺在搏动。肺搏动于2003年由Lichtenstein等人提出，其特征是胸膜在水平方向随着心脏搏动而发生小幅度振动（图6-1）。

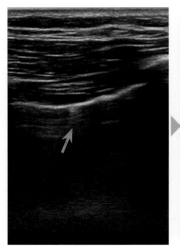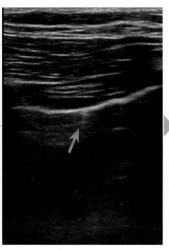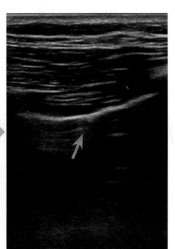

图 6-1　B 型超声下的肺搏动

胸膜彗星尾伪像的移动与心脏搏动同步出现

---

由于心脏位于左胸，因此，左肺比右肺更容易观察到肺搏动。鉴别要点是与心脏搏动的同步性，注意观察肺搏动是否与监护仪上的心电图和$SpO_2$的曲线变化同步发生，这有助于判断。B型超声可显示胸膜线正下方组织与心脏搏动同步振动的表现。在M型超声下将光标置于彗星尾伪像处进行观察，只要连接心电图，就能显示与心脏搏动同步出现的等间距的肺搏动（图6-2）。

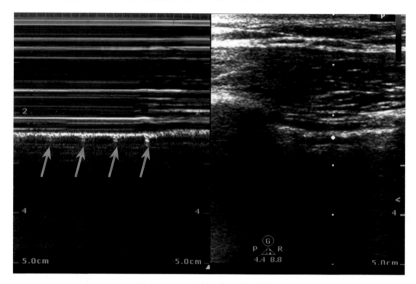

图6-2　M型超声下的肺搏动

如右图，在胸膜彗星尾伪像处加上光标，就可以发现与心脏搏动同步出现的等间距的肺搏动

## 6.2　最适合探查肺搏动的探头

探查肺搏动需要观察胸膜正下方的肺组织表面，因此显示表浅部位即可。因频率高而适合探查近场的线阵探头，有利于观察胸膜。在极度肥胖患者等需要较深的探查位置时，使用凸阵探头则更容易显示。

 术语解释

**肺搏动**

　　是心脏搏动经过胸腔传导至肺组织，而后振动胸膜的表现。在解剖学上靠近左心室的左肺更容易观察。

肺搏动意味着壁胸膜和脏胸膜相邻。也就是说，出现肺搏动的部位可以认为：
①不存在空气和胸腔积液；②胸膜没有严重粘连。

肺搏动的重要临床意义之一是能够排除该部位的气胸。换而言之，如果能确认肺搏动，就说明壁胸膜下就是脏胸膜，因此可排除气胸。在空气进入胸腔的气胸中无法观察到肺搏动。临床上，作为鉴别气胸的超声表现，肺搏动与B线（参见第33页）、肺滑动同样重要。相反，当无法确认肺搏动、B线、肺滑动这3种征象时，首先要怀疑气胸，如果发现肺点则可确诊为气胸。

**小知识**

排除气胸的超声表现除了肺搏动外，还有肺滑动、B线，共有3种。这3种征象被统称为"胸膜征"（pleural sign），可证明壁胸膜和脏胸膜相邻。

另外，在正常通气的肺组织中，因肺滑动更明显而难以观察肺搏动。在健康人群的研究中发现，屏气时肺搏动才能更明显。相反，如果机械通气下的插管患者能清晰显示肺搏动而无法观察肺滑动，则必须确认导管位置，以明确是否为单肺通气或食管插管。也就是说，当正常肺组织不通气时，肺搏动最容易显示。

 **术语解释**

**胸膜征**

肺搏动、肺滑动、B线均是胸膜产生的征象，统称为"胸膜征"。显示胸膜征则可排除气胸。

 **术语解释**

**单肺通气**

指插入的气管导管无意间或被人为地插入到一侧支气管的状态。一侧肺不通气可导致低氧血症，需要及时诊断和处理。

# 07 正常或异常：A 线（B 型及 M 型超声）

贝沼关志（名古屋大学医学院附属医院外科重症医学部部长，教授）

青山　正（名古屋大学医学院附属医院麻醉科）

> **要点**
>
> ◆ A 线是胸膜多重反射产生的伪像。
> ◆ A 线平行胸膜等间距出现。
> ◆ A 线是气胸的特征性表现，但是也可出现在正常肺组织以及哮喘、慢性阻塞性肺疾病（COPD）、肺栓塞等病理状态。

## 7.1　A 线出现的病理状态

A 线在发生气胸的部位显示最清楚，偶尔也出现在偏瘦人群的正常肺组织。A 线是由皮肤（探头表面）和胸膜的多重反射产生的（图7-1）。它位于胸膜下方，平行于胸膜，A 线至胸膜的距离等于皮肤至胸膜的距离。

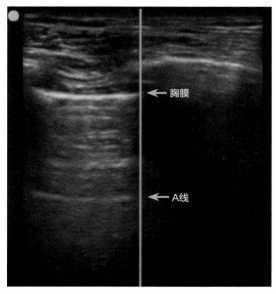

← 胸膜

← A 线

**图 7-1　正常肺组织的 B 型超声表现**

B 型超声图像，下方的横向箭头所指为 A 线

当发现A线时，可通过有无肺滑动、有无肺点、M型超声下是海岸征（图7-2）还是平流层征（图7-3，参见第53页）来鉴别正常肺组织与气胸。

A线除了在气胸出现，也可以出现在肺水肿、COPD、哮喘、肺栓塞、肺炎等，但显示不清晰，远不如在气胸上的表现。在肺水肿等间质综合征，因出现较多的B线，大部分情况下A线会被淹没。

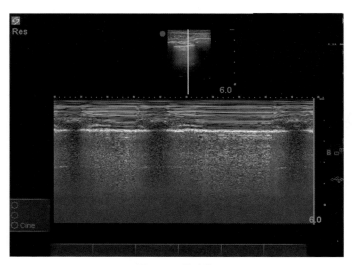

**图7-2　海岸征**

显示海岸征，表明胸膜下方是肺组织

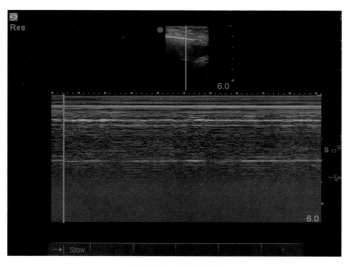

**图7-3　平流层征**

显示平流层征，表明胸膜下方不是肺组织

## 7.2　A 线产生机制

　　如果壁胸膜和脏胸膜之间存在空气（气胸），声束在壁胸膜就会被空气像镜子一样反射至探头，然后再次被探头反射至壁胸膜（图7-4）。在图像上，2次反射的声束在2倍的深度、3次反射的声束在3倍的深度，以虚像的形式重复出现（称为多重反射）。多重反射是声束穿透声阻抗（表7-1）差异非常大的介质时产生，例如，组织与空气。A线正是由多重反射产生的。

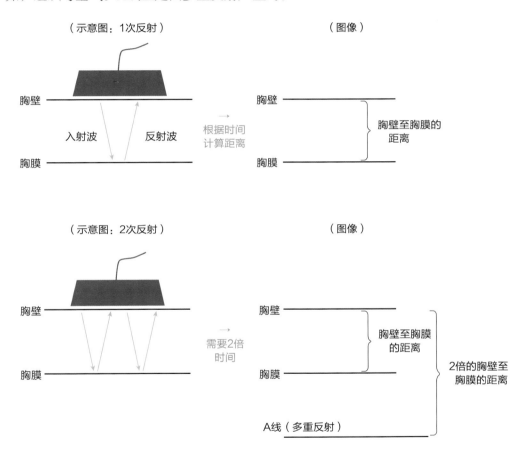

图 7-4　肺部超声模式图

超声波是根据探头发射声波到接受反射波所耗费的时间来计算距离，并以影像的形式显示

表7-1　不同介质的固有声速、声阻抗、衰减系数

| 传播介质 | 固有声速（传播速度）（m/s） | 声阻抗 [kg/(m²·s)×10⁶] | 衰减系数（dB/cm·MHz） |
|---|---|---|---|
| 空气 | 330 | 0.0004 | 12.0 |
| 水（20℃） | 1480 | 1.48 | 0.002 |
| 水 | 1450 | 1.38 | 0.6 |
| 血液 | 1570 | 1.61 | 0.2 |
| 肾 | 1560 | 1.62 | 1.0 |
| 软组织平均 | 1540 | 1.63 | 0.8 |
| 肝 | 1550 | 1.65 | 0.9 |
| 肌肉 | 1580 | 1.70 | 1.3（与纤维平行）<br>3.3（与纤维垂直） |
| 骨 | 4080 | 7.80 | 13.0 |

B型超声是通过探头发射信号到接收信号所耗费的时间来计算距离，从而形成影像。在图7-1中，接收在胸膜反射2次的信号共耗费2倍时间，因而在下方箭头所指处形成A线。

在偏瘦人群中，声束在胸膜线（由壁胸膜和脏胸膜组成）与探头之间来回反射，也能产生A线。因此，不能仅凭A线来诊断气胸。

## 【参考文献】

[1]　lichtenstein DA，Meziere GA：Relevance of lung ultrasound in the diagnosis of acute respiratory failure.The BLUE Protocol.Chest 134:117-125,2008.

[2]　田中博志：気胸の有無は肺エコーで診断！あてて見るだけ！劇的エコー塾（鈴木昭広，編），p. 42-48，羊土社，東京，2014.

[3]　豊田皓作，野村岳志：超音波の基礎知識. 周術期超音波ガイド下神経ブロック（佐倉伸一，編），p.49，真興交易医書出版部，東京，2014.

# 08 B线

铃木昭广（旭川医科大学麻醉与复苏学副教授）

**要点**

◆ B线是起自脏胸膜并纵向延伸至图像远场的伪像。

◆ 常见于肺组织内液体量增多的肺水肿等间质综合征。

◆ 一般情况下，如果一幅图像中出现3条以上B线，则被认为是有诊断意义的征象。

◆ 相比前胸，侧胸和后胸更容易出现B线。

◆ 微凸阵探头显示的B线又称"肺火箭征"。

◆ 如果发现B线，可排除气胸。

◆ 起自胸膜的短小的伪像是彗星尾，也可出现在健康人群。

## 8.1 B线是细小的多重反射伪像

在健康的肺组织中，胸膜呈高回声，因空气反射声波而无法显示肺组织，所以肺组织所在区域仅表现为模糊的低回声。B线是在低回声区域里出现的、穿透云层的阳光束样的高回声影，其形成原理是声波遇到高密度的肺组织产生了非常细小的多重反射伪像。

B线通常与代表胸膜移动的肺搏动、肺滑动同时存在，这些征象在图像中随呼吸大幅移动，所以很容易被发现。图8-1是使用微凸阵探头观察到的B线。在创伤早期诊疗中使用FAST了解肺部情况时，使用微凸阵探头也很有效。

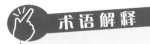

**术语解释**

**FAST**

　　是创伤早期诊疗指南（JATEC）推荐的快速鉴别失血性休克的超声诊断方法，可以扫查腹腔、胸腔、心包腔等腔隙（液体积聚）。

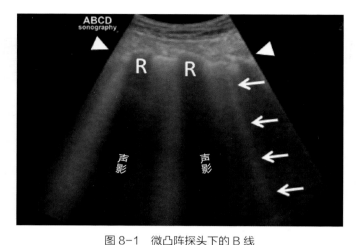

图 8-1　微凸阵探头下的 B 线

▲为胸膜，R 为肋骨，显示肋骨表面的高回声及其后方的声影。
箭头所指为典型的 B 线。在肋间隙出现的 B 线融合成一个较粗的
条状影

## 8.2　B 线是胸膜发出的激光影

B线是胸膜发出的纵向伪像。因为出现在肺野内，所以这里的胸膜并不是壁胸膜，而是脏胸膜。它就像激光，边界清晰，不中断、不衰减，延伸至图像远场。但是，向远场延伸的伪像，如果是起自胸膜附近的软组织，就不是B线。

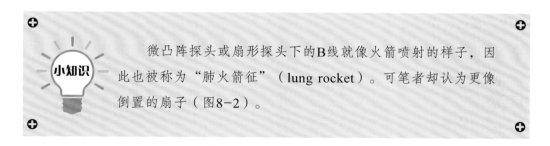

小知识　　微凸阵探头或扇形探头下的B线就像火箭喷射的样子，因此也被称为"肺火箭征"（lung rocket）。可笔者却认为更像倒置的扇子（图8-2）。

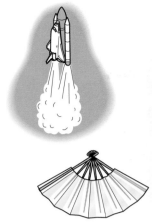

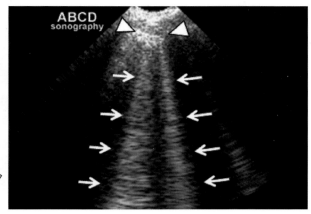

图 8-2　微凸阵探头下的 B 线

▲为胸膜，箭头所指为 B 线。加上图像右侧缘显示的 B 线，至少显示了 3 条粗细不等的 B 线

## 8.3　正常或异常的判断方法

在正常肺组织的一幅图像中偶尔能发现1条B线。而且，受重力的影响，后胸比前胸更容易出现。在显示蝙蝠征的切面上，如果在一个肋间隙中发现多条（3条以上）B线，则被认为是有诊断意义的征象。典型的例子是，在引起蝴蝶声影（butterfly shadow）的肺水肿中可观察到上述表现，这是间质综合征的代表性超声征象。在急性发作的呼吸困难病例中，如果双肺都显示此征象，应强烈怀疑心源性肺水肿。

 问题

　　　　　　　使用不同的探头和不同的扫查方法，B 线数量会发生变化吗？

探头可以垂直肋骨扫查（显示蝙蝠征），也可以平行肋骨扫查，这两种扫查方法的扫查范围完全不同，显示的B线数量也不同。此外，当改变增益时，B线数量也随之发生变化。B线呈融合状显示时，其数量在不同观察者之间也常常不一致，所以只能当作一个参考征象。图8-3是同一患者平行肋骨扫查所显示的B线，有时如图8-3a所示，数量较多；有时如图8-3b所示，融合成极光的形状。使用不同探头，显示的B线数量也会不同。因此，数量只是一个参考，希望大家了解。

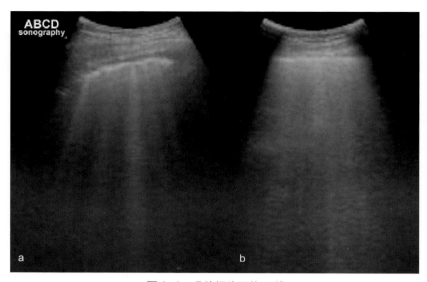

图 8-3 凸阵探头下的 B 线

因探头平行肋骨扫查，所以无法显示蝙蝠征。

a. B 线数量较多；b. B 线融合成极光的形状

提示　这也是 B 线吗？

　　它起自胸膜，并立刻衰减，且消失在数厘米的范围内，经常出现在健康人群中（图8-4）；在观察肺滑动或肺搏动等征象时，常常作为一种标记。这是彗星尾，并不是B线。高频线阵探头容易显示彗星尾。

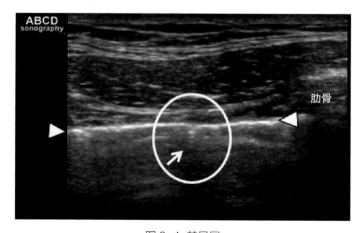

图 8-4 彗星尾

▲为胸膜。圆圈内箭头所指的是起自胸膜，并立刻衰减的、短小的
彗星尾伪像

B线主要在肺野内观察，所以可以使用任何一种探头。扇形探头和微凸阵探头能够紧贴肋间隙，而且显示的B线会逐渐增宽，仅在一个切面上就能轻松辨认典型的肺火箭征。但是若要同时观察胸膜，即使调节图像深度，近场部分仍然显示得很小，分辨率也很低。

虽然线阵探头在显示胸膜时具有优势，但是显示的B线又细又长，越到远场显示越弱（图8-5）。而且，如果深度降低，就难以分辨B线和彗星尾。

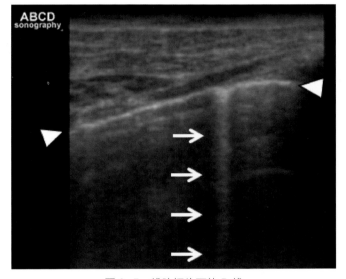

图 8-5　线阵探头下的 B 线
线阵探头显示的 B 线呈直线状，近场显示较清晰，远场显示较弱

# 09 胸腔积液（窗帘征、脊柱征）

小山洋史（湘南镰仓综合医院重症医学部）

野村岳志（湘南镰仓综合医院麻醉科、重症医学部主任）

> **要点**
>
> ◆ 超声探查胸腔积液优于胸部 X 线。
> ◆ 探查胸腔积液，最好使用凸阵探头或扇形探头。
> ◆ 探头置于后背部向上探查比在腋后线探查更容易显示。
> ◆ 大部分胸腔积液呈无回声，但脓胸或血胸时回声会增强。

## 9.1 探查胸腔积液，超声检查效果最好

探查胸腔积液，超声是最合适的检查方法。它能检出仅3~5 ml的少量胸腔积液，检出能力明显优于胸部X线（胸部X线能诊断500 ml以上的胸腔积液）。并且，超声检查具有不受场地限制的绝对优势，不仅在医院，而且在居家诊疗中都能进行"胸腔积液"的诊断，是非常实用的诊断工具。

## 9.2 最适合检查胸腔积液的探头

检查胸腔积液时，能够观察较深部位的凸阵探头和扇形探头比线阵探头更适合。如果先检查腹部后检查胸腔积液时使用凸阵探头，或者先检查心脏后检查胸腔积液时使用扇形探头，就能直接探查，无须更改条件设置，检查流畅不烦琐。胸腔积液穿刺时，也常使用上述两种探头之一，但是穿刺胸膜下少量胸腔积液时，也可使用线阵探头，因其更容易显示针尖位置。

## 9.3 获取图像的技巧

患者仰卧位时，大部分胸腔积液受重力影响积聚在后背部胸腔，因此，可以

在腋后线或者更靠后的位置上翘探头（垂直皮肤）进行探查，这样更容易检查出胸腔积液（图9-1）。端坐位时，在后背部滑动探头则更容易显示胸腔积液。探查时，应先确认毗邻关系，以横膈下方的器官（肝或脾）为靶目标显示在图像右侧，然后向患者头侧滑动探头显示肺和横膈。当横膈显示在图像中央时，旋转探头后沿着肋间隙滑动探查，即可清晰显示胸腔积液。如果不存在某种原因导致的横膈运动障碍，通常可以确认肝肺之间或脾肺之间的、随着呼吸移动的、穹隆状的高回声结构——横膈。胸腔积液一般位于横膈上方。

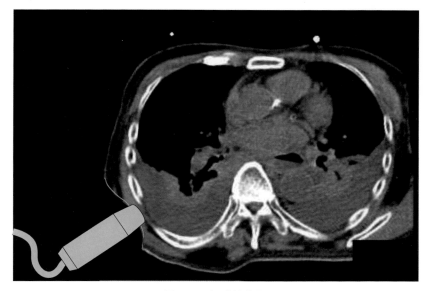

图9-1　探头的位置

探查胸腔积液时，最好在肋间隙上翘探头进行扫查

　　呼气时，在图像中央显示横膈并固定探头进行观察，吸气时就能看到肺组织出现并覆盖横膈下方结构。这些结构隐藏在肺内气体的伪像中，随着呼气，肺组织上移消失，横膈下方结构再次显示。这一征象如同拉开和拉上窗帘的动作，故称为**窗帘征**（curtain sign）（图9-2）。随着胸腔积液量增多，窗帘征会逐渐消失，消失后，图像中只显示在大量胸腔积液中漂浮的、萎缩的肺下叶（肺不张）（图9-3）。

　　另外，在胸腔积液的衬托下可显示胸椎椎体，称为**脊柱征**（spine sign）（图9-4）。即使是少量胸腔积液，也可以通过肝和胸腔积液显示胸椎椎体，这有助于判断有无胸腔积液。

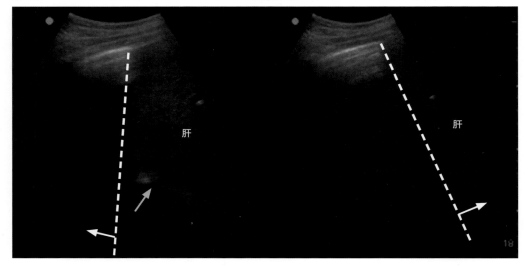

肝

肝

**图 9-2 窗帘征**

吸气时肺覆盖横膈下方的结构（肝、脾等），使之消失，呼气时再次出现。这如同拉开和拉上窗帘，故得此名。随着胸腔积液量增多或下肺出现肺不张时，此征消失。虚线，被比喻成窗帘的肺的边缘；红箭头，横膈；白箭头，肺组织随呼吸运动的方向

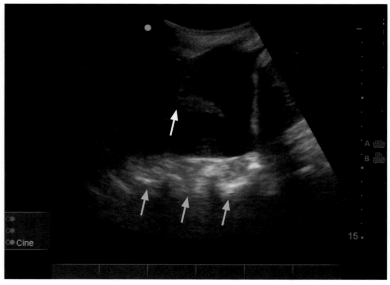

**图 9-3 大量胸腔积液与下叶肺不张**

白箭头，肺不张；红箭头，脊柱征

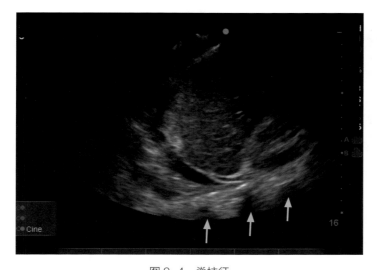

图 9-4　脊柱征

脊椎表现为伴有声影的线状高回声（红箭头），显示在实质性器官肝
或脾的后方。发生胸腔积液时，在胸腔后方也能显示脊柱声影

胸腔积液就是"胸腔内液体积聚"，显示在横膈上方；而腹水则显示在横膈下方。二者的鉴别要点就是与横膈的位置关系。横膈两侧都发生积液时，横膈表现为穹隆状高回声线（图9-5）。在身体左侧，把大量胃内容物误认为胸腔积液的情况偶有发生，因此，应注意其与横膈的位置关系，避免误诊。

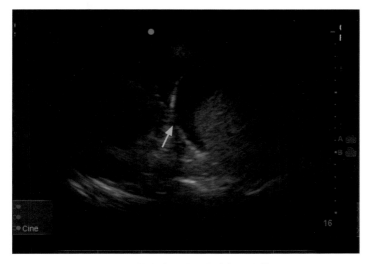

图 9-5　被胸腔积液和腹水包绕的横膈

同时探及胸腔积液和腹水。在胸腔积液和腹水之间可见高回声的横膈

大部分胸腔积液呈无回声，探及无回声是发现胸腔积液的一大要点。虽然漏出性积液常常呈无回声，但是渗出性积液的回声常有所增高。典型例子是脓胸和血胸。随着脓性或血性成分的增加，回声强度也会增高。受重力的影响，可观察到细胞成分在下、液性成分在上的征象，偶尔也能看见一闪一闪漂浮的现象。另外，脓胸时还可以观察到分隔。当血性和脓性成分增多时，回声强度如同肝和脾，不仔细观察很可能会漏诊，因此需要警惕。

如上所述，超声检查有助于判断胸腔积液的性质，但不应忘记其诊断金标准永远是胸腔积液穿刺。

### 超声真的无伤害吗？

市面上有用以清洗眼镜、贵金属等的超声波清洗仪，其可在物体表面产生微气泡，利用微气泡的爆破冲击波去除污垢。此外，还有一些康复仪、超声骨折治疗等，利用超声波热效应促进创伤部位的愈合。如此，超声波通过改变输出能量给我们带来益处。

然而，使用超声仪器时我们不能忽略：①超声波产生的气泡破裂会带来组织损伤；②通过热能转换可以产生局部热效应。

也就是说，超声波可能对人体组织产生侵袭性伤害。为此，超声仪器设有机械指数、热指数等各种输出能量指标，并在仪器上显示这些指标的数值。可通过改变深度或者调节靶器官的设置来了解指标数值的变化，以便控制输出能量。

由于超声仪器用于人体，所以其输出量受到限制。而且人体的不同组织对超声波的抵抗能力也并不一致。尤其是对眼睛和胎儿，可能会造成损伤，因此最好使用最小能量在短时间内完成检查。另外，关于眼睛的超声检查，几乎所有厂商都将其列为禁忌，请大家记住这一点。

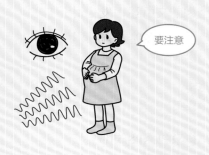

# 10 异常：后外侧肺泡和（或）胸膜综合征

吉田拓生（东京慈惠会医科大学麻醉学、重症医学部）

> **要点**
> - 后外侧肺泡和（或）胸膜综合征（posterolateral alveolar and/or pleural syndrome，PLAPS）是伴发胸腔积液的肺部疾病超声表现的总称。
> - 当肺组织内液体量异常或无法通气时，会闪闪发亮。
> - 如果发现PLAPS征象，应该考虑存在某种病理状态。
> - 掌握各种探头的特点，根据情况合理使用。

## 10.1 PLAPS 的含义

健康的肺组织是含气的器官，在超声检查中通常无法显示，但可以利用胸膜伪像（A线、B线等）来评估肺组织的急性病理状态。

另外，当肺组织内液体量异常（如肺炎）或无法通气（如肺不张）时，可以显示肺实质。

PLAPS是伴发胸腔积液的肺部疾病超声表现的总称。如果发现PLAPS征象，应该考虑存在某种病理状态。

## 10.2 闪闪发亮的肺

如前文所述，发生肺不张或肺炎时，肺部超声可表现为不均质的高回声。这些病理状态也多伴发胸腔积液（图10-1，10-2）。

## 10.3 探查部位

探查PLAPS的部位在后外侧胸壁（此部位也称为PLAPS点）（图10-3）。探查PLAPS时可从乳头水平向后外侧胸壁探查。据报道，约98%的肺实变紧贴胸壁，约

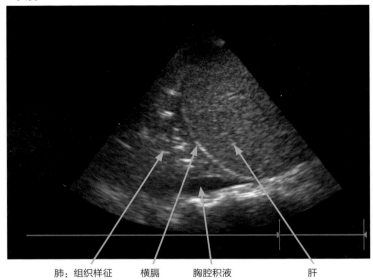

肺：组织样征　　　横膈　　　胸腔积液　　　　　　肝

图 10-1　组织样征（tissue-like sign）

在肝、横膈上方显示闪闪发亮的、不均质的实质性结构，其为液体量异常的肺组织（也称组织样征）。其后方显示胸腔积液

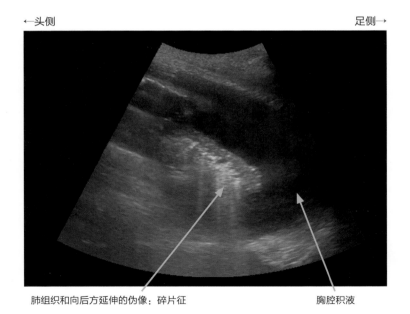

肺组织和向后方延伸的伪像：碎片征　　　　　　　　　　胸腔积液

图 10-2　碎片征（shred sign）

显示胸腔积液内不张的肺组织。在不张的肺组织内，含液部分和含气部分的分界线处产生伪像（也称碎片征）。为横断面图像

90%的肺实变位于PLAPS点。

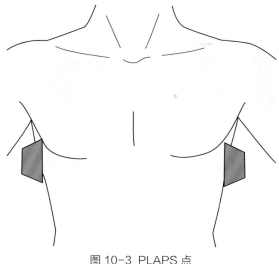

图 10-3 PLAPS 点

红色部位为 PLAPS 点

## 10.4 探头的选择

　　总而言之，不要拘泥于一种探头，而应熟练地使用3种探头。为此需要掌握每种探头的特点。

　　在实际工作中，当因怀疑心脏疾病而进行超声心电图检查时，应先使用扇形探头，需要检查更深部位时改用凸阵探头，需要检查表浅部位时改用线阵探头。如果不需要进行超声心动图检查，则先使用线阵探头探查前胸壁，而后使用凸阵探头移向PLAPS点进行探查。如果难以扫查或难以显示，则改用扇形探头。

　　表10-1是各种探头的特点，选择探头时请参考。

表10-1　各种探头特点

| 线阵探头 | 擅长探查表浅部位，观察胸膜、近胸膜处的胸腔积液等，图像清晰 |
| --- | --- |
| 凸阵探头 | 擅长探查深部结构，观察较深部位的胸腔积液、腹水、肺、横膈等，图像较为模糊 |
| 扇形探头 | 肋骨阻挡或受体位影响等，需要小型探头时使用 |

图10-4、10-5是在图10-2的相同部位分别使用凸阵探头和扇形探头显示的图像。

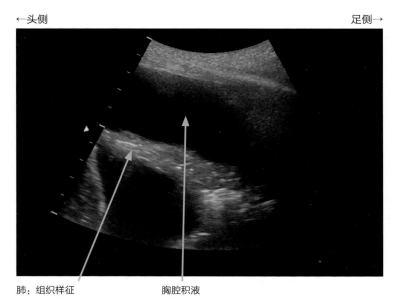

图 10-4　凸阵探头下的胸腔积液、肺不张

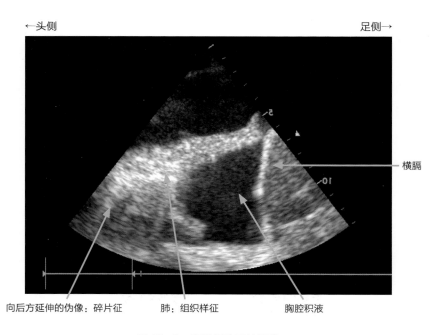

图 10-5　扇形探头下的图像

　　在日常工作中，不能只依靠PLAPS征象来进行诊断。例如，如果在右前胸发现较多的B线，而左前胸不显示B线时，应考虑右侧肺炎的可能。继续在侧胸部探查，如果发现了PLAPS征象，就可以诊断为肺炎为主的病变或者合并肺炎的状态。如果没有显示PLAPS征象，首先要反省是不是没能发现PLAPS征象。但是只要发现了PLAPS征象，一定是存在某种病理状态。

### 不平凡的即时（point of care）超声

　　2004年，Gonzalez发表在 *Lancet* 的论文中提出，与其他国家相比，在日本放射线检查使用率非常高，这是否会造成患癌风险率上升？日本是CT大国，拥有全世界CT设备的1/3，已经到了为了研究解剖而进行尸体CT检查的程度。甚至，宠物医院还可为宠物提供CT检查。

　　笔者曾到老挝进行医疗支援，让我震惊的是，这个国家几乎不存在癌症诊疗，而常见疾病则是胃肠炎、登革热、肺炎、外伤等。总之，为了发现癌症而去医院是发达国家的奢侈行为，在日本已经出现了这种挥霍时间和金钱的现象。

　　在日本，进行CT检查极为普遍，与只能进行超声检查的国家相比，存在着难以提高超声诊断水平的隐患。在直升机医疗和急救医疗中，由于放射线仪器的使用受到限制，所以超声被寄予厚望。即时超声是指通过超声提供有效的信息，即时发现危重症患者，指出诊疗方向及诊治切入点，本书介绍的肺部超声就是即时超声的内容之一。

　　日本最大的医疗网站m3.com，在2014年9月举办了关于气道超声、肺部超声、胃部超声等即时超声的医疗知识竞赛。意外的是，正确率仅为20%～30%，说明在此领域日本尚处于发展阶段。从这个角度来看，已经学习本书的各位读者，应该说是独具慧眼。

【参考】m3.com 医疗知识竞赛
· m3知识竞赛是医师会员限定内容，仅供医师会员阅览。
· 严禁擅自转载、使用和复制图像及知识竞赛内容。
①气道超声 http://www.m3.com/quiz/doctor/pc/answer.html?ids=58552
②肺部超声 http://www.m3.com/quiz/doctor/pc/answer.html?ids=58400
③胃部超声 http://www.m3.com/quiz/doctor/pc/answer.html?ids=58754

## 逐渐走向小型化的超声仪器

目前，超声仪器正在向小型化发展。可放入口袋的超声仪（左上图、右上图）、平板式轻量级的超声仪（左下图）等均可选择使用。据悉，在欧美已出现可连接手机、通过 APP 显示超声图像的探头。未来，血管穿刺等专用小型机（右下图）将得到普及，采血室在遇到穿刺困难的病例时也可使用超声的时代即将到来。

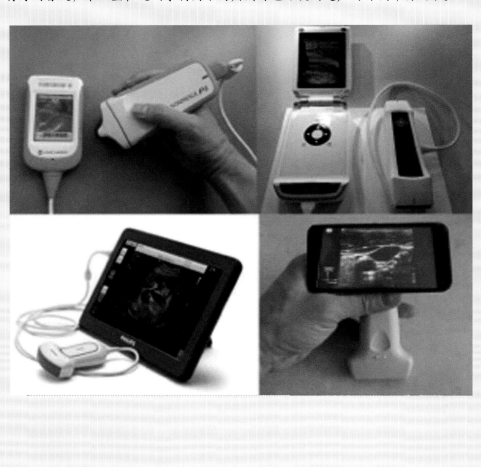

# 高级篇

# 11 气胸：诊断流程

田中博志（旭川医科大学麻醉与复苏学）

**案例**

男性，60岁，腹腔镜下胆囊切除术术中。

主　诉　呼吸机通气量报警。

现病史　腹腔镜下胆囊切除术术中，因呼吸机通气量下降而发出警报。警报前后的
　　　　各种设置均未改变，各种软管连接也无异常，生命体征平稳，只有通气量下降。
　　　　观察术野，为抬起胆囊在右季肋部放置细弯钳后发生。因此，从消毒铺巾
　　　　下、穿刺部位上方的肋间隙进行超声检查，获得图11-1、11-2。

## 11.1　诊断气胸

通过肺部超声诊断气胸，关键在于掌握空气进入胸腔后超声表现发生何种变
化。只要理解了这一机制，诊断气胸非常简单，只需观察胸膜是否移动。

超声无法穿透空气射入肺组织（参见第11～15页），如果发生气胸，则代表脏
胸膜移动的各种征象——肺滑动、肺搏动、能量肺滑动、海岸征将会全部消失。而
且，在胸膜下方重复显示由空气反射形成的虚像（多重反射等）（图11-1）。

　　　　需要注意的是，气胸中在空气下方显示的影像并非是肺组织，而是被空
气反射的胸壁重复影（虚像）。这与X线、CT不同。

　　　　在胸膜粘连和单肺通气（不通气的肺）中，肺滑动、能量肺滑动、海岸
征等征象全部消失。然而，其超声表现与气胸的反射伪像存在本质上的差异。
可以通过肺搏动、多重反射、胸腔积液或肺实变等表现与气胸进行鉴别。

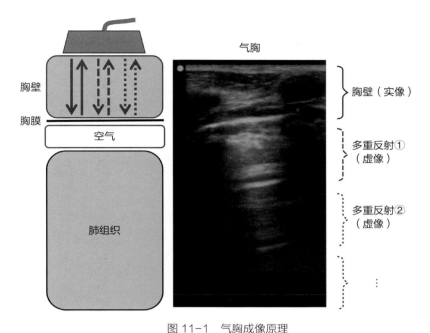

图 11-1　气胸成像原理

声束在探头与胸壁之间发生混响，显示重复胸壁影。从多重反射①开始全部为虚像，它重复出现并逐渐衰减

## 11.2　肺点

肺点位于正常肺组织和气胸之间（图11-2），被视为诊断气胸的特异性征象。但是，肺点常常难以确认，因此没有发现肺点并不一定是正常肺组织。

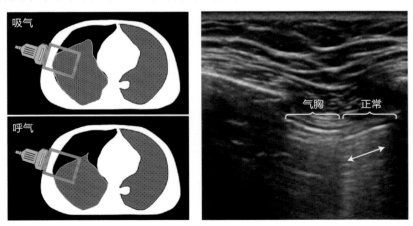

图 11-2　肺点

为正常肺组织与气胸的分界。随着呼吸运动，能看到正常肺组织进入胸腔气体中。像拉开和拉上窗帘一样，正常肺组织随着呼吸一进一出

检查气胸时，要考虑重力的影响，应该从空气最先聚集的部位开始扫查，然后逐渐扩大扫查范围。如果是仰卧位，依次扫查第二肋间锁骨中线处、第四肋间腋前线处、第六肋间腋中线处、第六肋间腋后线处。另外，可以通过追踪肺点来确定气胸的范围。除非是生命体征不稳的紧急情况，否则最好先进行胸部CT判断肺压缩程度再实施胸腔引流。

> **病程**
>
> 放气关腹后，再次进行超声检查，沿肺点追踪确定气胸范围约为手掌大小。因通气量已恢复正常，生命体征也平稳，与主治医师协商后决定保守治疗而不进行胸腔引流。

## 11.3 流程图

将探头放在疑似发生气胸的部位，依次确认正常表现。肺部超声诊断气胸的敏感性和特异性比X线高，几乎与CT相等。但需注意，肺部超声只能判断所探查部位的情况。当怀疑气胸时，应扩大扫查范围或隔一段时间再次评估，这很重要（表11-1）。

表11-1 气胸诊断流程图

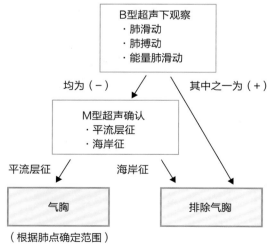

正常表现之肺滑动、肺搏动、能量肺滑动中的任何一项为（＋）时，均可立即排除气胸。无法判断时，使用M型超声。M型超声显示代表声束入射到肺表面的海岸征则为正常肺组织；显示无任何运动的平流层征（图11-3）则为气胸。如果是气胸，应扩大扫查范围，沿肺点追踪，从而确定气胸的范围（图11-4）。

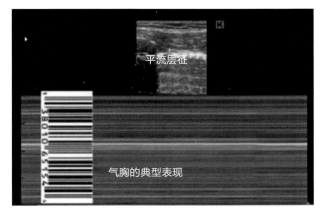

图 11-3　平流层征（也称为条形码征）

气胸时无法观察脏胸膜，所以 M 型超声无法显示海岸征，只
显示条形码样线条

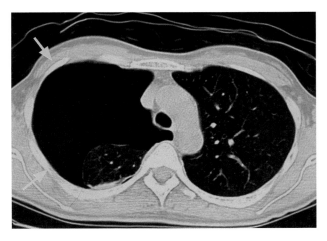

图 11-4　没有发现肺点时

如图所示，重度气胸时，可能会遇到即使扫查至后背部也探
查不到肺点的情况。此时改为端坐位探查可能会发现肺点。
因此，当没有发现肺点时，应考虑到上述情况，结合症状体
征综合判断对诊断很重要

# 12 弥漫性 A 线，无 PLAPS

小山洋史（湘南镰仓综合医院重症医学部）

野村岳志（湘南镰仓综合医院麻醉科、重症医学部主任）

## 案例

男性，80 岁，患有心脏病。

**主 诉** 呼吸困难。

**现病史** 日常生活可以自理。既往有心绞痛、高血压、慢性房颤病史，持续服药中。从 20 多岁到 70 多岁，每天吸烟约 20 根，但未检出呼吸系统疾病。3 天前开始咳嗽、流鼻涕，昨日开始呼吸困难，自觉加重，今晨呼叫急救中心。急救时血压 146/97 mmHg，心率 120 次 / 分（不齐），$SpO_2$88%（大气压），呼吸 25 次 / 分，体温 35.6℃，立即给予吸氧。视诊呼气延长，辅助呼吸肌代偿。听诊双侧胸腔呼气时有喘鸣，以及第四奔马律。接诊医师无法判断是伴有心功能不全的肺淤血，还是慢性阻塞性肺疾病（chronic obstructive pulmonary disease，COPD）加重，因此进行了超声检查。

## 病程

肺部超声表现为整个肺野的 A 线（即弥漫性 A 线，diffuse A-line），无 B 线（图12-1）。在双侧下肺探查可见窗帘征，但无胸腔积液、肺炎、肺不张的表现（即无 PLAPS）（图12-2）。心电图显示房颤、ST 段无明显变化；同时进行的快速超声心动图检查发现双侧心房扩大，但收缩功能尚可。血中 BNP 浓度为 97 pg/ml，没有上升趋势。

胸部 X 线（图12-3）和 CT 检查仅能确认轻度肺气肿改变，没有明确的肺炎征象。依据上述结果考虑为 COPD 的急性加重，给予患者吸入性 β 受体激动剂和类固醇，并产生了疗效，呼吸状况得到改善。

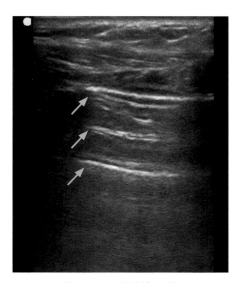

图 12-1　弥漫性 A 线

整个肺野显示 A 线（红箭头）

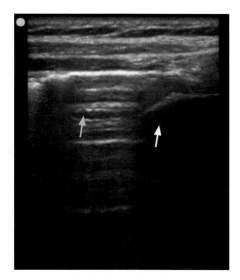

图 12-2　无 PLAPS

肝（白箭头）与肺的分界处可见 A 线
（红箭头），无 PLAPS

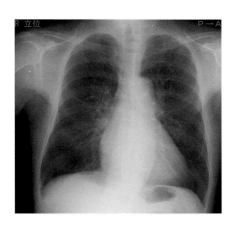

图 12-3　胸部 X 线片

表现为肺过度膨胀

　　正如此例，在临床上无法判断是心功能不全加重还是COPD加重的情况并不少见，超声有可能会成为有效的鉴别手段。假如在本例中发现弥漫性B线，就应该考虑心功能不全加重。虽然弥漫性A线和无PLAPS属于正常超声表现范畴，但是在呼吸困难、喘鸣的状态下仍然显示这两种表现应值得怀疑。

据报道，在急性呼吸衰竭时，弥漫性A线+无PLAPS对COPD、支气管哮喘的诊断敏感性和特异性都非常高，分别为89%、97%。但是，在肺栓塞也有相同表现，因此，一定要记住必须结合临床进行判断。对于因明显的低氧血症而进行的抢救以及检查条件有限的居家诊疗来说，弥漫性A线+无PLAPS对诊断大有帮助。

## 诊断　COPD 的急性加重

 超声诊断要点 )))

⚠ 呼吸困难、哮喘患者的肺部超声表现为弥漫性 A 线 + 无 PLAPS 时，考虑支气管哮喘、COPD 加重的可能性较大。

⚠ 超声无法鉴别肺栓塞，需结合其他临床表现进行判断。

 **小知识**

### 扫查分区

超声扫查肺部时，不能毫无章法地盲目进行，应该有针对性地按照顺序进行探查。目前，肺部扫查分区有两种，分别是由USabcd提出的一侧7区和由Blue-protocol发表、Lichtenstein等提倡的一侧6区（分为上肺野和下肺野，各肺野再分3区）（图12-4）。最近，Lichtenstein等又提出了一侧4区（前胸上Blue点、前胸下Blue点、膈点、PLAPS点）（参见第80页）的简略方案。其中USabcd提出的分区有相应的编号，使用更方便。例如，诊断气胸从1区开始扫查，诊断胸腔积液从3区开始扫查等，根据可疑诊断决定第一扫查部位，若无可疑诊断，则从1区按顺序扫查。

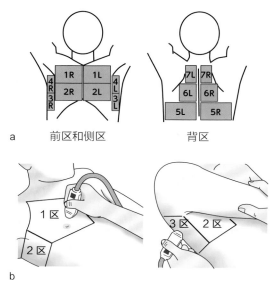

a 　　前区和侧区 　　　　　　　背区

b

图 12-4 　扫查分区

a. 由 USabcd 提出的一侧 7 区，3 区和 4 区是腋前
线和腋后线之间的区域；b. 由 Lichtenstein 等提倡
的一侧 6 区，2 区是腋前线和腋后线之间的区域，
上肺野分 1 ~ 3 区、下肺野同样也分为 1 ~ 3 区

## 【参考文献】

[1] http://usabcd.org

[2] Lichtenstein DA, Meziere GA: Relevance of lung ultrasound in the diagnosis of acute respiratory failure: the BLUE protocol, Chest 134:117-125, 2008.

[3] Lichtenstein DA:Whole Body Ultrasonography inthe Critically Ⅲ Springer, 2010, p117-127.

# 13 肺水肿

铃木昭广（旭川医科大学麻醉与复苏学副教授）

## 案例

养老院的80岁女性。

**主 诉** 呕吐后的意识障碍，低氧血症。

**现病史** 患有轻度老年痴呆，尚能进行沟通。今日下午，餐后1小时突发呕吐，出现意识障碍，呼叫急救中心。既往有糖尿病病史，口服药物治疗。急救人员到达现场时，日本昏迷评分（JCS）为20，经皮血氧饱和度为79%，显著下降。立即实施10 L/min面罩吸氧，并送往急救中心。血压102/60 mmHg，心率102次/分，呼吸32次/分。疑似吸入性肺炎，使用便携式超声仪的微凸阵探头扫查前胸、侧胸，双侧肺野表现如图13-1所示。

## 病程

起初，因呕吐后误吸、低氧引起的意识障碍而收治，但是发病早期就累及双侧肺野的超声表现，与吸入性肺炎的病程发展不符。下肢肿胀不明显，加之既往也没有肺疾病史，因此高度怀疑淤血性心功能不全，继而进行了超声心动图检查、血液检查、心电图检查、床旁X线检查。

通过超声心动图进行了简单的评估，发现前壁室壁运动减弱（hypokinesis），目测射血分数（visual ejection fraction，visual EF）约为40%，提示心功能下降。因没有彩色多普勒功能，未能评估瓣膜反流，但没有明显的心房扩大。送往医院途中使用移动式X线机拍摄的X线片如图13-2所示。

心电图上$V_2$、$V_3$、$V_4$导联的ST段抬高，心肌型脂肪酸结合蛋白（H-FABP）、肌钙蛋白T均呈阳性，白细胞、肌酸激酶同工酶、谷草转氨酶、乳酸脱氢酶均升高。参见肺水肿CT图像如图13-3（非此病例）。

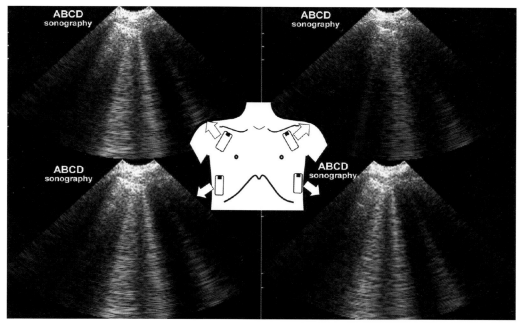

图 13-1　该患者的超声表现

双侧肺野显示多条 B 线，为弥漫性 B 线。从而考虑为间质综合征

给予双相气道正压（BiPAP）辅助通气，静脉滴注尼可地尔。心血管内科会诊后，住院治疗。随着血氧饱和度的改善，患者意识好转（JCS=1），恢复沟通能力。

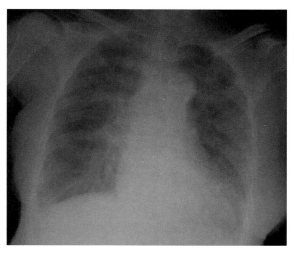

图 13-2　移动式 X 线机拍摄的胸部 X 线片（半卧位）

双侧肺野肺纹理增多、增粗，可见模糊影，透光度降低。
右肺叶间可见少量胸腔积液

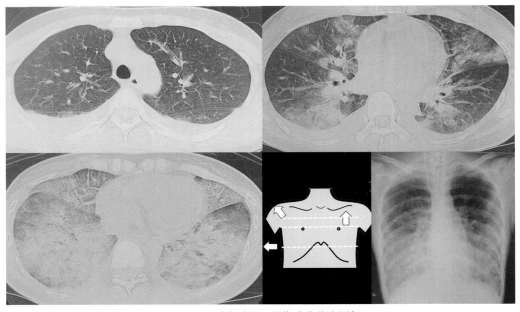

图 13-3　肺水肿 CT 图像（非此病例）

双肺斑片状的磨玻璃影至实变影。小叶间隔增厚。主支气管血管周围模糊，间质增厚，
胸膜下间质无增厚，呈间质性水肿的表现

## 诊断　急性心肌梗死（前壁）导致的淤血性心功能不全

**!** 超声诊断要点 )))

① 淤血性心功能不全引起的肺水肿是典型的间质综合征，表现为弥漫性 B 线（图 13-4）。

② 易受到重力影响，常常在背侧肺野和下肺野发现。

③ 间质性肺炎也会出现同样的弥漫性改变，需引起注意。

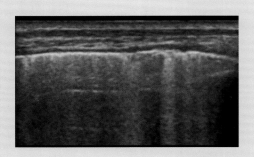

图 13-4　弥漫性 B 线

## 不断发展的超声仪器

　　与智能手机一样，超声仪器也取得了显著发展。以往，老旧机型操作面板上的复杂按钮比电脑键盘还要令人眼花缭乱，让人不知如何操作，从而影响了检查速度。然而，新式仪器的操作面板日趋简化，只设计常用的按钮，大部分变成内置模式进行触屏操作（左上图，老旧机型的控制面板；右上图、左下图、右下图，新式机型的控制面板）。

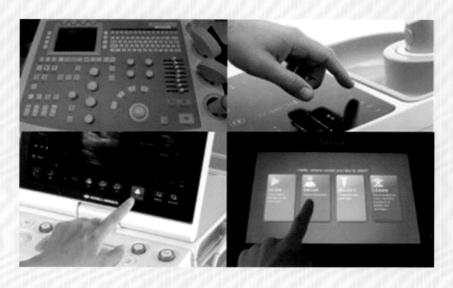

# 14 肺炎

吉田拓生（东京慈惠会医科大学麻醉学、重症医学部）

## 案例

因呼吸困难而抢救的 50 岁男性。

**主　诉**　呼吸困难。

**现病史**　男性，50 岁，嗜酒，肝硬化病史。1 周前感全身乏力，今日出现呼吸困难，呼叫急救中心。到达医院时，意识清醒，血压 90/60 mmHg，心率 112 次 / 分，呼吸 30 次 / 分，体温 38.2℃，SpO$_2$ 82%（面罩吸氧 15 L/min），右胸呼吸音减低，出现明显的、粗糙的湿啰音。血气检查显示：pH 7.33，PaO$_2$ 46 mmHg，PaCO$_2$ 32 mmHg，HCO$_3^-$ 16 mmol/L，4 BE −3.0 mmol/L，乳酸 56 mg/dl，诊断为低氧血症、代谢性酸中毒。紧急实施气管插管，并进行肺部超声检查（图 14−1 ～ 14−3）。

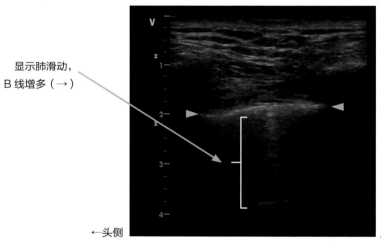

显示肺滑动，B 线增多（→）

←头侧　　　　　　　　　　　足侧→

图 14−1　右侧前胸部

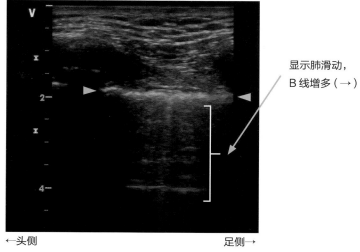

显示肺滑动，B 线增多（→）

图 14-2　左侧前胸部

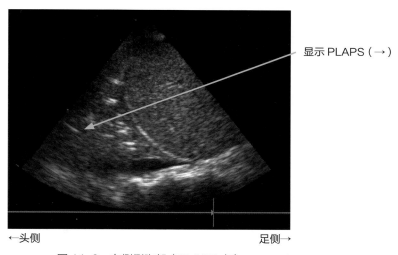

显示 PLAPS（→）

图 14-3　右侧侧胸部（PLAPS 点）

右侧侧胸部出现PLAPS，超声诊断为大叶性肺炎。

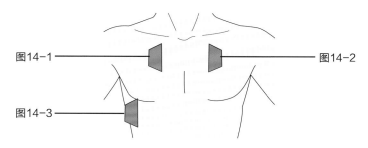

图14-1

图14-2

图14-3

胸部X线、胸部CT显示右肺野模糊影（图14-4，14-5）。

尿中肺炎球菌抗原阳性，痰培养革兰染色呈革兰阳性球菌。

次日，在2组血液培养中，发现革兰阳性球菌；5天后，发现肺炎球菌。由此判断，引起呼吸衰竭的主要原因是肺炎球菌引起的大叶性肺炎。

特别是右下野透光度降低（→）

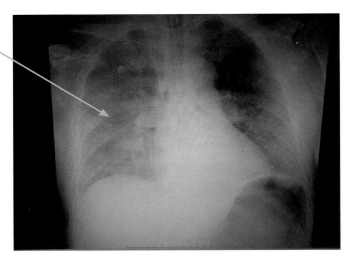

图14-4　胸部X线片

右肺显示伴随空气支气管征（air bronchogram）的模糊影（→）

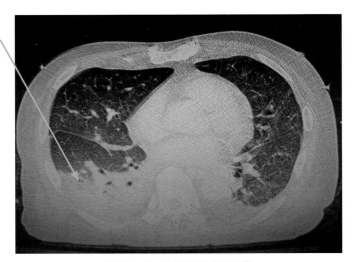

图14-5　胸部平扫CT图像

## 诊断 细菌性大叶性肺炎

在日后的休克治疗中，根据PLAPS点判断胸腔积液、腹水增多。

与第一次超声表现相比，肺组织显示更加杂乱和不均匀。图14-6～14-8为扇形探头显示的图像。

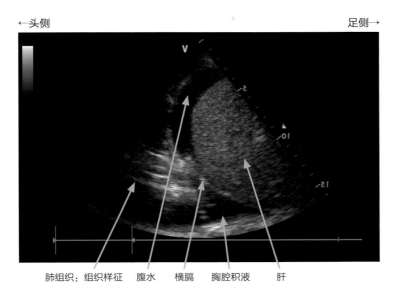

←头侧　　　　　　　　　　　　　　　　　　　　　　足侧→

肺组织：组织样征　腹水　横膈　胸腔积液　肝

图 14-6　细菌性大叶性肺炎

横膈位于胸腔积液与腹水之间，肺组织闪闪发亮（组织样征）

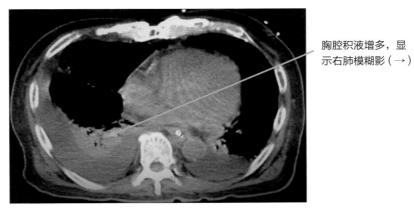

胸腔积液增多，显示右肺模糊影（→）

图 14-7　与图 14-6 同一天检查的胸部 CT 图像

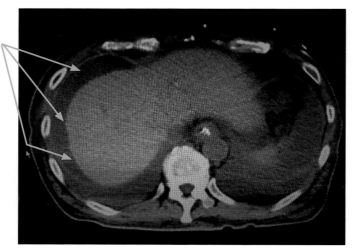

在横膈下方的肝表面显示腹水（→）

图 14-8　与图 14-6 同一天检查的腹部 CT 图像

⚠ 超声诊断要点 ))))

关键词：非对称性（asymmetry）

患侧肺部表现：

⚠ B 线增多；

⚠ 肺滑动可消失；

⚠ 可发现 PLAPS。

但在诊断时，这 3 种表现并不一定同时具备。因此，要警惕某种表现的假阴性，同时应掌握多种超声征象以提高诊断准确率。

超声诊断肺炎的关键点是检查时所表现的非对称性（比如左肺和右肺，前胸部和侧胸部），因为肺炎具有局限性。

# 15 间质性肺炎

贝沼关志（名古屋大学医学院附属医院外科重症医学部部长，教授）

青山　正（名古屋大学医学院附属医院麻醉科）

## 案例

男性，70 岁。

**主　诉**　劳动及安静状态下呼吸困难。

**现病史**　糖尿病、高血压门诊治疗中。8 个月前出现发热、心包积液。行心包穿刺，发现结核杆菌 PCR 检测阳性，考虑为结核引起的缩窄性心包炎。2 周前，因右心功能不全在本院外科住院治疗。次日，因低氧血症、高碳酸血症而行气管插管。服用异烟肼（INH）、吡嗪酰胺（PZA）、利福平（REF）、乙胺丁醇（EB）进行抗结核治疗，连续 3 次痰培养均为阴性。

## 病程

进入ICU后，血清β-D-葡聚糖为109.8 pg/ml，怀疑肺孢子菌肺炎，行ST合剂治疗。同时，从血培养中检出白念珠菌，开始行两性霉素B脂质体（L-AMB）治疗。进入ICU时的胸部X线片（图15-1）显示典型的肺间质性影像改变。同时，使用微凸阵探头进行肺部超声检查（图15-2）。血清KL-6为1603 U/ml。在ICU进行气管插管，对症治疗真菌血症。目前讨论是否进行针对缩窄性心包炎的心包剥离切除术。

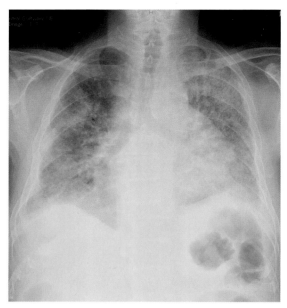

图 15-1 胸部 X 线片

双肺显示模糊影

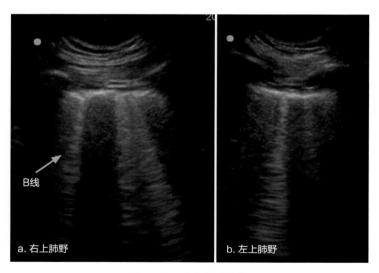

a. 右上肺野

B线

b. 左上肺野

图 15-2 肺部超声图像

B 线起自胸膜并延伸至图像远场，类似彗星尾

## 15.1　肺部超声中的间质综合征

在肺部超声中强烈显示B线的疾病群被称为间质综合征。这个术语提示病变位于肺组织内，与日常诊疗中常用的间质性肺炎或间质性肺疾病并非同一个概念。肺部超声所指的间质综合征包含双侧弥漫性肺水肿、间质性肺炎等在内的弥漫性间质性肺疾病，以及肺炎、肺不张、肺挫伤、肺梗死、肿瘤等局限性肺部疾病。

## 15.2　能否从间质综合征中诊断出间质性肺炎

能从间质综合征中诊断出间质性肺炎吗？

首先必须判断间质综合征是双侧弥漫性的还是局限性的。2012年发表于 *Intensive Care Med* 的文章 "International evidence based recommendations for point-of-care lung ultrasound" 中建议，为了诊断间质性肺炎，先把一侧肺分为4个区域进行扫查（图15-3）。文中涉及间质综合征相关内容，其中列举了诊断弥漫性间质性肺疾病的几个线索。Reissig等将其进行归纳，提出了诊断弥漫性间质性肺疾病的5种表现（表15-1）。

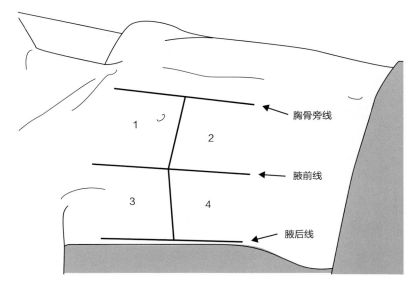

图 15-3　评估间质综合征的 8 个区域（图中只显示了一侧肺的 4 个区域）

1,前胸上部；2,前胸下部；3,侧胸上部；4,侧胸下部

**表15–1  诊断弥漫性间质性肺疾病的5种表现**

| |
|---|
| 双肺显示分布不均匀的多发弥漫性 B 线（几乎全部位于下叶的背侧） |
| B 线的局限性分布，与 CT 肺纤维化表现相对应 |
| 显示不规则、断裂的胸膜线 |
| 也可能显示胸膜下的异常（低回声的小病变） |
| 可伴有少量胸腔积液 |

　　根据这5种表现，再次对此病例进行了肺部超声检查，除强烈的B线外，还发现了以下4种表现：①双肺弥漫性B线，尤其是下肺野明显；②CT上的间质性影像改变范围和程度与肺部超声中B线的范围和回声强度相对应；③胸膜出现不均质增厚；④胸膜上的少量胸腔积液。图15-4的CT图像中也出现了③④的表现。

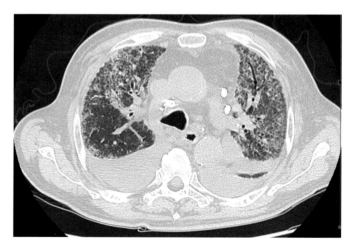

图 15-4　肺 CT 图像

双侧胸腔积液增多，双肺模糊影

## 【参考文献】

[1]  Volpicelli G, Elbarbary M. Blaivas M, et al: International evidence-based recommendations for point-of-care lung ultrasound. Intensive Care Med 38: 577-591, 2012.

[2]  Reissig A, Copetti R: Lung ultrasound in community-acquired pneumonia and in interstitial lungdiseases. Respiration 87: 179-189, 2014.

# 16 血胸（创伤病例）

丹保亚希仁（旭川医科大学急救医学讲师）

胸部创伤容易发生肋骨骨折和肋骨骨折伴发的肺挫伤、血胸、气胸。通常可根据X线或CT检查诊断这些疾病，此外，也可以通过超声检查诊断这些疾病。当搬动患者存在危险或患者处于恢复期时，床旁即时超声就可以发挥作用。本章节介绍血胸、肋骨骨折、肺挫伤的超声表现（关于气胸参见第50～53页）。

---

**案例**

因交通事故而受伤的70岁男性。

主　诉　　左下肢疼痛。

现病史　　血压114/78 mmHg，心率78次/分，呼吸27次/分，$SpO_2$ 100%（面罩吸氧
　　　　　10 L/min），格拉斯哥昏迷评分（GCS）E3V4M6。FAST并未发现阳性征
　　　　　象。右侧前胸部未显示肺滑动。生命体征平稳，拍摄胸部CT，诊断为多
　　　　　发性肋骨骨折、胸骨骨折、肺挫伤、气胸。在抢救时实施了胸腔引流，入
　　　　　院治疗。

---

**病程**

　　次日，胸腔引流的排气现象消失，胸部X线片也确认气胸的改善。并且，已完成了左侧股骨骨折的手术，拔管前进行了胸部创伤的再评估。

---

## 16.1　血胸

血胸的超声表现为胸腔内、横膈上方的无回声暗区（图16-1）。从创伤机制分析，血胸的可能性最大，但也不排除治疗过程中出现的胸腔积液。通过CT值可鉴别血胸和胸腔积液，但通过超声则较难鉴别。

检查时，使用能够探查深部结构的凸阵探头或扇形探头比较合适。胸腔穿刺前

的扫查及超声引导下穿刺时，使用线阵探头则更加合适。

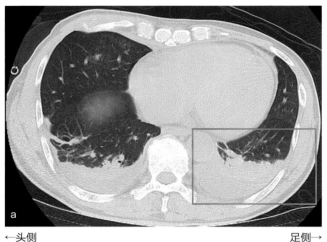

←头侧                                                         足侧→

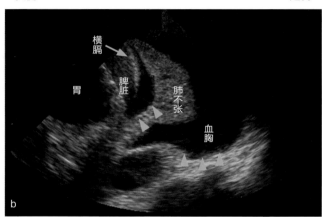

图 16-1　胸腔内无回声暗区

a. 胸部 CT；b. 扇形探头下的左侧胸腔。胸腔内、横膈上方
显示无回声暗区（▶）。也可观察到肺不张

## 诊断

创伤性血胸。血胸的量没有增加，无须进行引流。

**☆与胸腔积液的区别☆**

血胸和胸腔积液的超声表现有所不同，依笔者的经验来看，鉴别两者很困难。只能结合创伤机制、病史、症状等综合分析。笔者曾经给心功能不全的患者进行了胸腔积液引流，在超声引导下进行穿刺，结果引流出暗红色液体，大为吃惊。追问病史才得知，患者住院前曾因跌倒导致肋骨骨折。

## 16.2　肋骨骨折

由于肋骨位置表浅，肋骨骨折较容易诊断。因为骨能反射声波，所以骨的后方可出现声影。因为是表浅部位的探查可使用线阵探头，沿着肋骨走行轻放探头进行扫查。如图16-2所示，在骨折处骨表面的连续性中断。

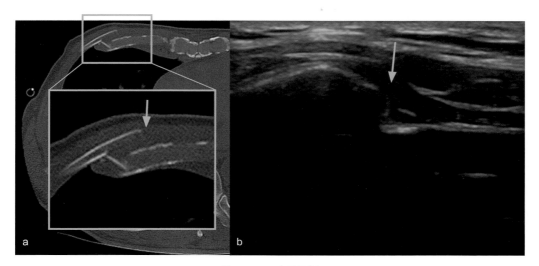

图 16-2　肋骨骨折

a. CT 显示骨折处骨连续性中断（→）；b. B 型超声显示骨折处显示骨的连续性中断（→）

### 诊断

多发性肋骨骨折。为控制急性期疼痛，实施了胸椎旁神经阻滞。

## 16.3　肺挫伤

该患者的CT显示因肋骨骨折所致的肺挫伤。超声扫查病变处，发现起自受伤部位的B线（图16-3）。随着肺挫伤的好转，B线范围也逐渐减小，因此可以观察到病变随时间的变化。

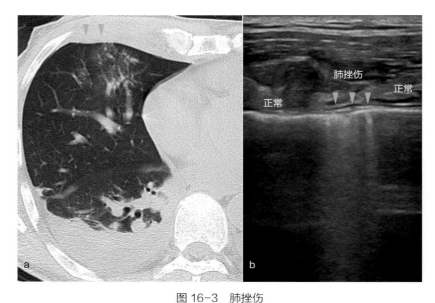

图 16-3　肺挫伤

a. 胸部 CT；b. 超声显示起自肺挫伤（箭头）的 B 线，其两侧均正常

## 诊断

肺挫伤。治疗原则为保守观察，10天后几乎痊愈。

创伤性气胸等引起皮下气肿时，因声束无法射入皮下气肿深层组织，故不能进行超声检查（参见第 95 ～ 98 页）。

# 17 急性肺血栓栓塞症

大宫浩挥（冈山大学研究院医齿药学综合研究院麻醉与复苏学）

## 案例

剖宫产术后的 30 岁女性。

主　诉　呼吸困难，低氧血症。

现病史　1 个月前行剖宫产术，术后自觉下肢肿胀。出院后，因持续性的下肢肿胀伴
　　　　呼吸困难而就诊。就诊时，意识清晰，血压 120/58 mmHg，心率 103 次 / 分，
　　　　$SpO_2$ 93%，呼吸 26 次 / 分。为鉴别低氧血症，使用线阵探头探查前胸部、
　　　　侧胸部，双侧肺野表现如图 17-1 所示。

## 病程

　　根据症状体征及肺部超声表现，可排除肺部器质性病变，结合病史怀疑为
急性肺血栓栓塞症。经胸超声心动图检查发现右心系统显著扩张、左心室受压
（"D"字形）。进一步进行了血液检查、心电图检查、胸部X线检查以及增强
CT检查。血液检查发现乳酸脱氢酶（lactate dehydrogenase，LDH）、纤维蛋白
/纤维蛋白原降解物（fibrin/fibrinogen degradation products，FDP）、D-二聚体
增高。心电图示$V_1$、$V_2$、$V_3$导联T波低平，窦性心律。增强CT显示如图17-2所
示。故诊断为急性肺血栓栓塞症。吸氧的同时，静脉给药5000单位肝素，心血
管内科会诊后，住院治疗。

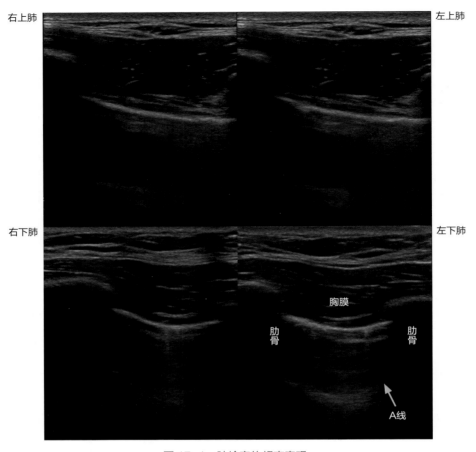

图 17-1　肺栓塞的超声表现

双侧肺均显示肺滑动，局部出现 A 线

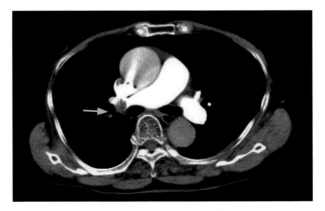

图 17-2　增强 CT 图像

增强 CT 显示了右肺动脉的血栓

# 诊断　伴有下肢静脉血栓的急性肺血栓栓塞症
## （不伴有休克的非广泛型）

**！ 超声诊断要点 )))**

① 虽然出现呼吸困难和低氧血症，但超声表现无异常（通常显示A线和肺滑动）。

① 下肢静脉超声检查如果出现"不可压缩性（incompressibility）"，有可能是近心端发生血栓。

① 经胸超声心动图显示右心系统显著扩张、左心室受压。

对于合并呼吸困难的患者，如果从肺部超声入手，正如此例，大部分情况下肺及上下呼吸道没有异常表现。也就是说，在双侧肺只显示肺滑动，但没有强烈的B线（肺火箭征）。除肺滑动以外，还可以显示A线。根据BLUE方案（针对呼吸困难患者的超声诊断方案）（参见第80页），这种情况属于A型，应该继续进行下肢静脉血栓的判断，但是实际上进行超声心动图才是上策。

经胸超声心动图检查可显示右心系统显著扩张和左心室受压表现（图17-3）。同时，还可显示由室间隔平坦和运动异常、三尖瓣关闭不全所致的压差增大等。此外，虽然不经常出现，但是偶尔也可发现右心系统血栓等（图17-4）。根据在剑突下显示下腔静脉扩张、呼吸性波动消失等来推测中心静脉压显著升高。处于休克或插管状态下的重症患者，更适合进行经食管超声心动图检查。

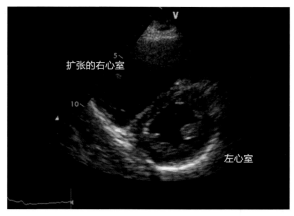

**图 17-3　呈"D"字形的胸骨旁短轴切面**

右心室扩张，左心室受压。"D"字形表示舒张期容量负荷、收缩期压力负荷增大

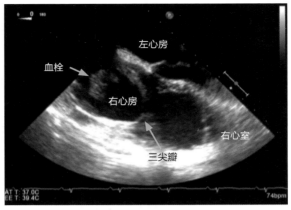

图 17-4 经食管超声心动图检查显示的血栓

在扩张的右心房内可见漂浮的血栓

下肢静脉超声检查可在床旁重复进行，如果出现不可压缩性，则很可能形成了近心端血栓。

小知识

右心系统的主要代偿机制是"扩张"。因此，右心系统可代偿容量负荷，但难以代偿急剧上升的压力负荷。所以，对急剧发生的肺栓塞引起的压力升高，其代偿作用有限。通过三尖瓣反流压差（tricuspid regurgitation pressure gradient，TRPG）等推算的肺动脉收缩压如果超过50 mmHg时，可排除急性肺栓塞，应考虑慢性或慢性状态急性发作。

## 术语解释

**不可压缩性（图 17-5）**

一般情况下，静脉系统受到外界压力时，管腔容易塌陷呈扁平状，但血栓等导致管腔压力升高时，即使加压探头管腔形态也不发生变化，这称为不可压缩性。在深静脉血栓形成（deep venous thrombosis，DVT）的病例中，见于下肢静脉。

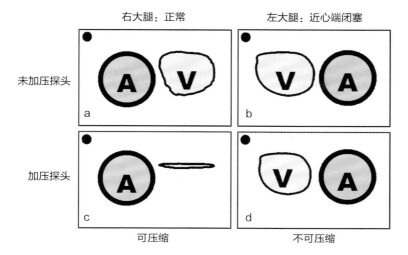

右大腿：正常　　　　左大腿：近心端闭塞

未加压探头

a

b

加压探头

c

d

可压缩　　　　　　　不可压缩

图 17-5　不可压缩性

a 和 b 分别为右侧腹股沟、左侧腹股沟处股动静脉示意图。通常，加压探头时如图 c 所示静脉管腔塌陷（存在可压缩性），但如果近心端静脉管腔发生血栓等闭塞性改变时，即使用相同力量进行加压，静脉也不会塌陷（存在不可压缩性，图 d）。此方法可用于腹股沟、腘窝处的下肢静脉血栓的筛查

# 18 BLUE 方案和 FALLS 方案

饭塚悠祐（自治医科大学附属埼玉医疗中心麻醉科重症医学部）
野村岳志（湘南镰仓综合医院麻醉科、重症医学部主任）

## 18.1 BLUE 方案

通过目前所学的肺部超声征象能否找出急性呼吸衰竭的病因？有没有系统的诊断方法？其诊断准确率又如何？能回答上述问题的就是Lichtenstein等在2008年发表的肺部超声诊断方案——BLUE方案。

◆ **BLUE方案的扫查方法**

（1）建议使用5 MHz的微凸阵探头（以下内容全部使用了微凸阵探头）。

（2）半卧位（气管插管患者可采取仰卧位），一侧肺分为前胸部、侧胸部、后侧胸部3个区，每个区域再分上下2个区，共计6个区（双侧共计12个区）。

（3）使用微凸阵探头探查颈内静脉、锁骨下静脉、下腔静脉、股静脉、腘静脉、小腿静脉有无血栓。

◆ **BLUE方案的评价方法**

根据A线、B线、肺滑动、PLAPS而分型，其中主要是根据A线和B线在前胸部的表现而分型。

A型：双侧前胸部显示A线。

B型：双侧前胸部显示B线。

A/B型：前胸部一侧显示A线，另一侧显示B线。

C型：前胸部显示明显实变。

将这4种类型与肺滑动、肺点、有无静脉血栓等组合在一起，便形成了一组诊断流程图（图18-1），提出了鉴别急性呼吸衰竭的非常有效的超声诊断方法。表18-1为BLUE方案的诊断准确率。

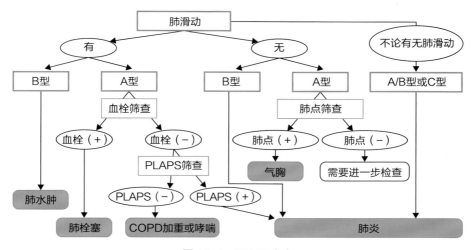

图 18–1　BLUE 方案

表18–1　BLUE方案的诊断准确率

| 疾病 | 超声表现 | 敏感性 | 特异性 | 阳性预测值 | 阴性预测值 |
|---|---|---|---|---|---|
| 肺水肿 | B 型 | 97% | 95% | 87% | 99% |
| COPD 加重<br>或哮喘 | A 型，血栓（－），PLAPS（－） | 89% | 97% | 93% | 95% |
| 肺栓塞 | A 型，血栓（＋） | 81% | 99% | 94% | 98% |
| 气胸 | A 型，肺滑动（－），肺点（＋） | 88% | 100% | 100% | 99% |
| 肺炎 | ① B 型，肺滑动（－） | 11% | 100% | 100% | 70% |
| | ② A/B 型 | 14.5% | 100% | 100% | 71.5% |
| | ③ C 型 | 21.5% | 99% | 90% | 73% |
| | ④ A 型，血栓（－），PLAPS（＋） | 42% | 96% | 83% | 78% |
| | ①或②或③或④ | 89% | 94% | 88% | 95% |

◆　**明确检查部位**

随后Lichtenstein等又明确了检查部位，简化了流程。所推荐的检查部位是前胸部的BLUE点（图18-2）、膈肌点（图18-3）、PLAPS点（图18-4）。一侧肺部共4个点。

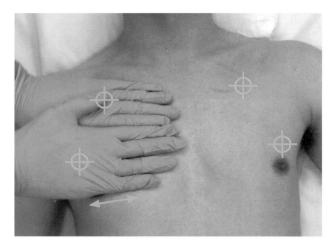

图 18-2 前胸部（BLUE 点）

如图所示，双手放在右前胸，左手小指外缘位于锁骨下缘。左手中指与无名指的指蹼处为上 BLUE 点，右手手掌中心为下 BLUE 点。下 BLUE 点在近乳头处。右手小指外缘相当于横膈所在位置

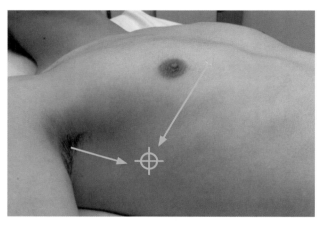

图 18-3 侧胸部（膈肌点）

同 BLUE 点，双手放在右前胸，右手小指外缘的延长线与腋中线的交叉点为侧胸部的肺部膈肌点

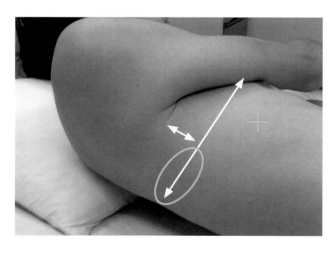

图 18-4 后侧胸部（PLAPS 点）

为下 BLUE 点的延长线与腋后线的交叉点，或者是下 BLUE 点的延长线向后延伸尽可能靠近后侧胸部的位置（图中所示椭圆处）。"+"代表膈肌点

熟练操作者可在3分钟之内完成此方案。在进行急性呼吸衰竭的鉴别诊断时，完成询问病史和体格检查后，应该实施BLUE方案（在CT等复杂检查或引起疼痛的动脉血气分析检查前进行）。

## 18.2　FALLS 方案

Lichtenstein等不仅对呼吸衰竭的诊断提出了BLUE方案，而且对急性心功能不全的诊断也提出了灵活运用肺部超声的方法——FALLS方案，又称肺部超声补液限制方案（fluid administration limited by lung sonography，FALLS protocol）。此方案利用了BLUE方案中的A型（双侧前胸部显示A线）可预测肺动脉楔压小于18 mmHg的这一结论，其敏感性为50%、特异性为93%（阳性预测值为97%，阴性预测值为24%）。

### ◆　FALLS方案的特点

如图18-5所示，FALLS方案是超声心动图和肺部超声相结合的方法，其中肺部超声立足于临床上的肺水肿（评价循环血容量）、输液引起的血流动力学改变，这也是此方案的特点。

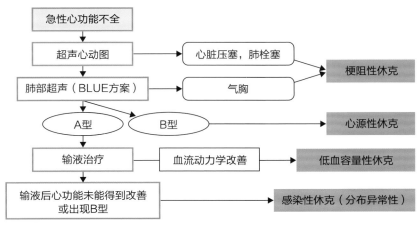

图 18-5　FALLS 方案

简单介绍一下，FALLS方案首先应进行超声心动图检查以排除心脏压塞。如果发现右心室扩张，应怀疑肺栓塞（如果进行超声心动图检查较为困难，可根据BLUE方案排除肺栓塞）。然后进行前胸部肺部超声检查判断有无气胸。通过以上步骤可以鉴别梗阻性休克。

排除了梗阻性休克，且肺部超声显示BLUE方案中的B型，提示"休克+肺水肿"，应考虑为心源性休克。

排除了梗阻性休克，且肺部超声显示BLUE方案中的A型，这种情况提示低血容量性休克或感染性休克。如上所述，A型与肺动脉楔压小于18 mmHg有很强的相关性，可通过输液治疗来评价临床血流动力学变化，从而鉴别两者。如果是血流动力学改善不明显的感染性休克（败血症、过敏性休克、神经源性休克等），则可以通过肺部超声（从A型发展为B型）判断是否出现了肺水肿、肺动脉楔压升高，从而决定是否停止输液。

### ◆ FALLS方案的不足之处

FALLS方案的不足之处是，当肺部超声最先表现为BLUE方案中的B型时，很难与急性呼吸窘迫综合征（acute respiratory distress syndrome，ARDS）等非心源性肺水肿做鉴别。通常，这种情况考虑为心源性休克，但诊断时必须进行心脏评估，了解是否存在左心室室壁运动异常、瓣膜异常等。另外，因为肺部超声无法估测输液量，所以还需要对心脏容量、上腔静脉、下腔静脉等进行综合评价，以决定输液量。

虽然很罕见，但是在右心室梗死等心源性休克伴发肺动脉楔压下降时，FALLS方案很难做出判断。但是这种情况肺部超声常常表现为A型，因此可以进行输液治疗，治疗原则无错误。同时，应进行心电图等常规检查与其他类型的休克鉴别，进而明确右心室梗死。

最后，希望大家能参考上述方案积极利用肺部超声，从而提高诊断质量。

## 【参考文献】

[1] Lichtenstein DA, Meziere GA: Relevance of lung ultrasound in the diagnosis of acute respiratoryfailure: the BLUE protocol. Chest 134: 117-125. 2008.

[2]    Lichtenstein DA: Whole Body Ultrasonography in the Critically Ⅲ, p117-127, Springer, 2010.

[3]    Lichtenstein D: FALLS-protocol: lung ultrasound in hemodynamic assessment of shock. HeartLung Vessel5:142-147, 2013.

[4]    Lichtenstein DA,Meziere GA, Lagoueyte JF, et al: A-lines and B-lines: lung ultrasound as a bedsidetool for predicting pulmonary artery occlusion pressure in the critically ill. Chest 136: 1014-1020. 2009.

# 19 胸膜侧肺部疾病与胸膜疾病

*滨崎直树（盐谷内科诊疗所，济生会奈良医院内科）*

**要点**

◆ 超声可通过胸壁观察胸膜侧肺部疾病和胸膜疾病。

◆ B 型超声能确认病变部位及形态。

◆ 联合应用能量多普勒或 B-flow color 可判断良恶性。

◆ 树枝状分布的血流考虑为良性，扭曲走行的血流考虑为恶性。

◆ 对于疑难病例，超声造影是有效的检查方法。

## 19.1 掌握胸壁的解剖结构

检查时主要使用凸阵探头，也可以兼用线阵探头。从肋间横切扫查，探头置于胸壁上，依次显示胸壁、皮下组织、肌肉、肋骨、胸膜、肺。胸膜分为胸壁侧的壁胸膜和肺组织侧的脏胸膜两层。脏胸膜深侧为肺组织。现以肺脓肿为例进行说明（图19-1）。

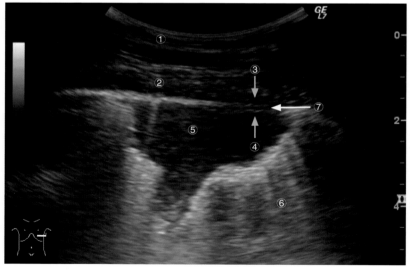

图 19-1　肺脓肿

病灶胸膜侧的左半部可见少量胸腔积液，表现为③壁胸膜和④脏胸膜分离。
①，皮下组织；②，肌肉；③，壁胸膜；④，脏胸膜；⑤，肺脓肿；
⑥，肺；⑦，胸腔积液

## 19.2 胸膜侧肺部疾病与胸膜疾病的 B 型超声诊断

胸部X线发现异常阴影时，该如何进行诊断？只需花5分钟在异常阴影处进行超声检查即可。如果显示为胸膜侧肺部病变或者脏胸膜与壁胸膜之间的病变，就应进一步进行精细的超声检查。观察病变的形态、边缘、边界、内部回声、与胸膜的关系，观察是否存在边缘不规整、壁胸膜中断等恶性征象，也要观察是否为纺锤形或楔形等形态、内部是否有气体等良性征象。然而，B型超声只能判断是胸膜疾病还是肺部疾病，大多数情况下难以进行良恶性判断或者性质判断。

## 19.3 能量多普勒、B-flow color 的血流显示

在B型超声基础上，可进一步进行能量多普勒或B-flow color检查，以显示血流信息，从而判断病变性质。如果显示树枝状血流则考虑为良性，如果显示扭曲走行的血流则考虑为恶性，如图19-2～19-5所示。通过以上方法尽可能做出性质判断。

然而，即使血流呈树枝状分布，但当存在局部扭曲走行的表现时，良恶性病变均有可能。而且，良恶性病变都存在血流不显示或血流不丰富（点状或短线状）的情况，这给诊断造成了困难。B型超声下，胸膜疾病可表现为：①实性病变；②胸膜肥厚征象。如果通过能量多普勒或B-flow color可以显示血流，应转到呼吸内科就诊（图19-6）。

 **问题**

如果能量多普勒或B-flow color 也不能显示血流，该怎么办？

可以通过CT进行详细的检查，此外，超声造影也非常实用。

肺炎1

胸部CT                          B型超声                          能量多普勒

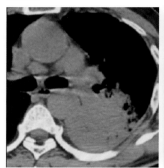 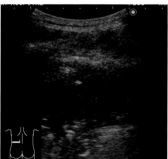 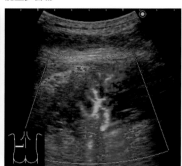

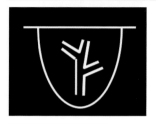

病灶内显示树枝状血流

肺炎2

B型超声                          能量多普勒                          B-flow color

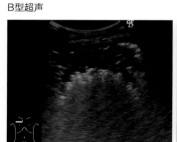 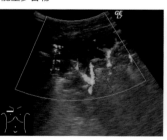 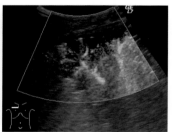

图 19-2　肺炎 1 与肺炎 2

能量多普勒与 B-flow color 均显示树枝状血流。在肺炎 2 中，同样显示树枝状血流，相比能量多普勒，
B-flow color 能更详细地显示末梢血流

胸部X线片

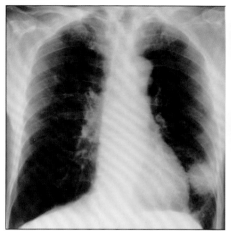

胸部CT

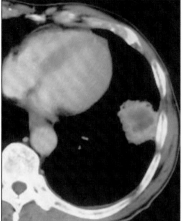

B型超声

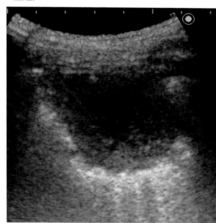

能量多普勒

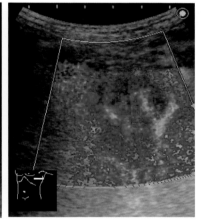

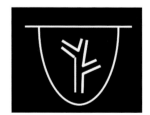

病灶内显示树枝状血流

图 19-3　肺脓肿

能量多普勒显示树枝状血流

胸部X线片

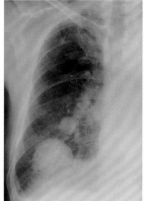

胸部 CT

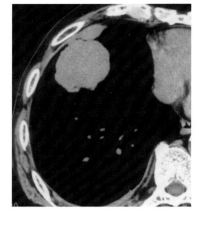

B型超声

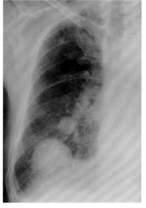

能量多普勒

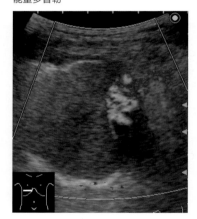

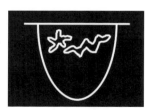

病灶内显示局部扭曲走行的血流

图 19-4　肺小细胞癌

能量多普勒显示病灶内局部扭曲走行的血流

肺腺癌

胸部CT 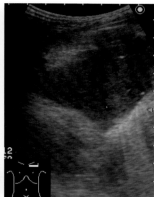 B型超声 能量多普勒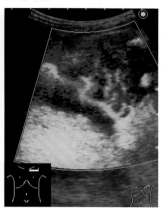

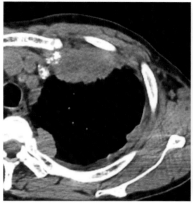

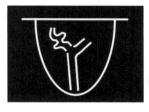

病灶内显示树枝状血流信号，
局部扭曲走行

转移性肺癌（子宫内膜癌）

胸部CT B型超声 能量多普勒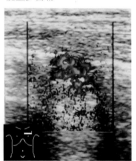

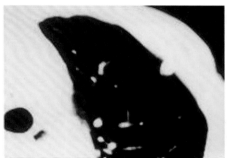 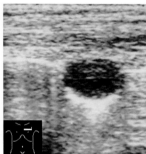

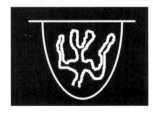

整个病灶内显示扭曲
走行的血流

图 19-5 肺腺癌与转移性肺癌

肺腺癌：能量多普勒显示树枝状血流，局部扭曲走行。转移性肺癌：整个病灶内显示扭曲走行的血流

恶性胸膜间皮瘤

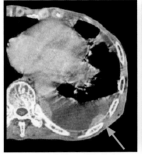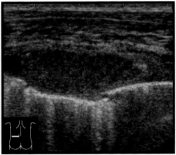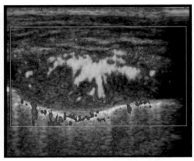

肺腺癌胸膜转移

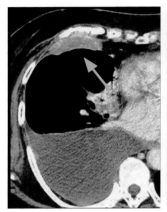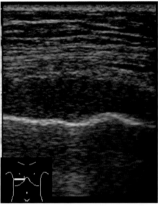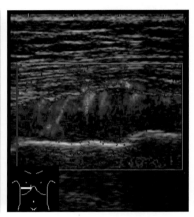

图 19-6　恶性胸膜间皮瘤与肺腺癌胸膜转移

在胸膜处，能量多普勒显示丰富的、扭曲的肿瘤血流

## 19.4　关于超声造影检查

即使是能量多普勒或B-flow color，显示血流仍然有限，为了能更好地显示血流，使用超声造影剂来增强血流信号的超声造影问世了。Sonazoid是第2代静脉注射用超声造影剂，静脉团注0.0075 ml/kg。它利用反转编码（coded phase inversion，CPI）模式，使用低声压使Sonazoid产生共振，从而显示血流。

在CPI模式下，Sonazoid在增强早期显示肿瘤血管，而后迅速填充。因此，虽然可以观察增强模式，但不能清晰显示肿瘤血管的走行和形态。如果需要细致观察肿瘤血管，则可利用编码谐波造影（coded harmonic angio，CHA）模式，即使用高声压击破Sonazoid进行观察。低声压下的CPI模式与高声压下的CHA模式的两阶段造影法，可显示肺部病变的增强模式和血管架构。现以肺扁平上皮癌为例进行说明（图19-7）。

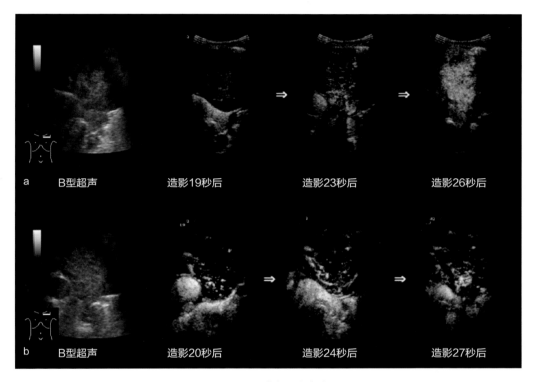

图 19-7　肺扁平上皮癌

左侧为 B 型超声图像，右侧为超声造影图像。图像下方数字表示注射 Sonazoid 之后的时长（秒）。a. CPI 模式：静脉注射 Sonazoid，18 秒后，在造影剂的作用下，肿瘤内部血管开始显影。先呈点状后呈线状，23 秒后，显示扭曲走行的树枝状肿瘤血管，而后开始填充整个瘤体。b. CHA 模式：静脉注射 Sonazoid，15 秒后，在造影剂的作用下，肿瘤内部血管开始显影。但是不同于 CPI 填充模式，CHA 模式凭借 Sonazoid 的高空间分辨率，可详细显示扭曲走行的树枝状肿瘤血管架构

　　在肺部疾病中，应用Sonazoid超声造影，可以显示其他影像检查不能显示的详细血流。无法进行增强CT的肾功能不全患者也能安全进行。

　　有些恶性疾病即使使用能量多普勒和 B-flow color 也无法显示血流。这是肿瘤真的没有血流供应还是未能显示其血流？答案是，如果进行超声造影检查，就能发现几乎所有病例都存在血流供应。

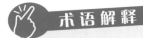 **术语解释**

### 能量多普勒

　　能量多普勒是用色彩来表示血流强度的方法，虽然不能像彩色多普勒一样判断血流方向，但能显示更详细的血流。

 **术语解释**

### B-flow color

　　B-flow color 是有效提取红细胞等反射体产生的极微弱信号，进行图像化处理至不被噪声所掩盖的方法。因其具有与 B 型超声相同的空间分辨率，可以进行血流的可视化显像。也就是说，不使用彩色多普勒，在 B 型超声下就能显示血流，同时还能显示组织结构（GE 公司提供）。

## 【参考文献】

[1]　浜崎直樹，鴻池義純，善本英一郎，ほか：胸膜下病変に対する超音波パワードプラ法の有用性．日呼吸会誌，37：14-19，1999．

# 20 陷阱：皮下气肿、横膈损伤、胃

丹保亚希仁（旭川医科大学急救医学讲师）

正如前文所述，肺部超声可显示各种各样的超声征象。它虽然具有无辐射性、能在床旁进行检查等优点，但仍然存在不足之处。本章举例介绍肺部超声探查困难的情况。

---

**案例 1**

发生皮下气肿时，因气体反射声束，无法进行更深部位的探查。因为气肿的英文单词 "emphysema" 的第一个字母是 "E"，所以也被称为 E 线（E-line）。因 E 线起自皮下，能够与起自胸膜的彗星尾或 B 线区分（图 20-1）。发生广泛皮下气肿时，应放弃超声检查。

---

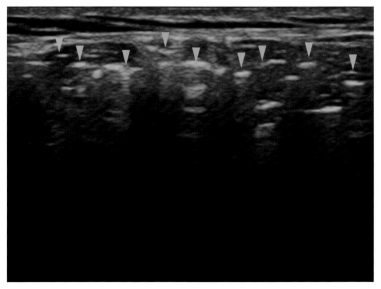

图 20-1 皮下气肿

因皮下气体反射声束，无法进行更深部位的观察。图像发白且闪闪发亮，笔者称为钻石灰尘征（▽）

　　为了确认心脏停搏的原因,在心肺复苏的同时进行超声检查,这是常规思路。肺部超声能检查出主动脉夹层、挫伤造成的大量血胸和张力性气胸等。

　　因心脏停搏、呼吸停止而送往医院的患者,对其进行心肺复苏后,胃内进入大量气体,导致胃和肠管扩张,横膈上移,如图 20-2a 所示。此时,扩张的胃容易被误认为气胸。偶尔,胃内充满内容物时有可能被误认为胸腔积液(图 20-2b)。在按压心脏的同时进行超声检查,有可能影响判断。另外,横膈损伤导致腹腔脏器进入胸腔时,听诊、叩诊等体格检查以及超声表现都会类似气胸。

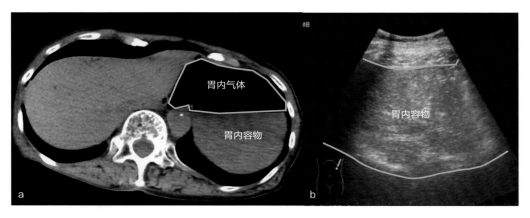

图 20-2　扩张的胃

a. 心肺复苏后的 CT 图像(面罩吸氧,导致胃扩张);b. 心肺复苏中的左侧胸腔超声图像
(在胸腔水平显示了胃内容物,干扰判断)

## 诊断　胃扩张

　　因突发胸痛而就诊。诊断为气胸,行胸腔引流,并住院治疗。次日,气胸仍无改善,因此进行 CT 检查(图 20-3)。

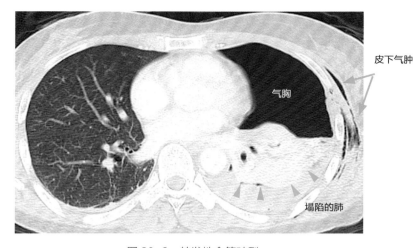

图 20-3　特发性食管破裂

CT 检查诊断为左侧气胸、特发性食管破裂。后背侧胸腔潴留漏出物

经CT诊断后进行了紧急手术。虽然此病例没有进行超声检查，但即使进行了超声检查也有可能只能诊断气胸。而且，也很难发现侧胸壁皮下气肿。

案例 4

因创伤性气胸行胸腔引流的患者。为评估气胸进行了肺部超声检查（图 20-4）。

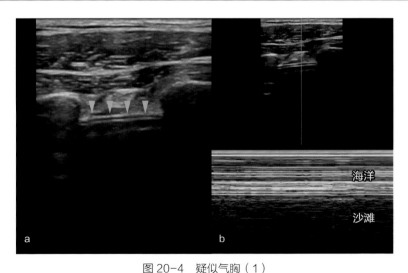

图 20-4　疑似气胸（1）

a. 显示蝙蝠征后观察胸膜，但未发现肺滑动；b. M 型超声显示了类似海岸征的表现

图20-4a中疑似胸膜的线状结构（▽）呈双重影，这是引流管的特征性表现，本例留置了胸腔引流管。

## 诊断　胸腔引流管导致的肺滑动消失

案例5

因创伤广泛右肺挫伤、肋骨骨折的患者。受伤第2天进行了超声检查，完成胸部创伤的再评估（图20-5）。

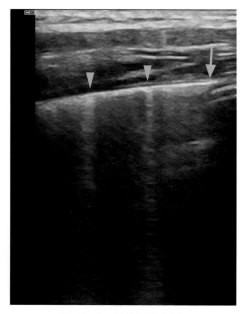

**图20-5　疑似气胸（2）**

显示了肺滑动和肺挫伤引起的B线（▽）。呼
气时，图像右侧显示类似肺点的征象（↓）

胸部创伤后，考虑到可能会发生气胸而进行了超声检查。本案例中类似肺点的分界线是胸膜与横膈、肝的分界，并不是气胸。如果提高增益可轻松发现是肝实质。这也是使用线阵探头需要注意的事项。

## 诊断　肺挫伤（＋）　气胸（－）

# 21 横膈功能的评价

长岛道生（横滨市立港口红十字医院急救中心重症医学部）

## 21.1 利用超声观察横膈

◆ 横膈的结构（图21-1）

横膈是最重要的呼吸肌，由肌肉和腱膜构成，在解剖学上将胸部和腹部分开。

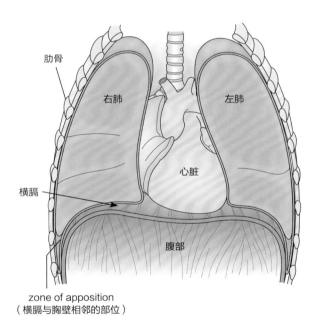

图 21-1 横膈的解剖结构

吸气时横膈收缩并向腹侧下移，胸廓上下径增大。横膈呈穹隆状，中央的腱性部分称为膈肌中心腱，构成了穹隆的顶部；穹隆的周围由肌性组织构成。肌束起自胸廓下缘的胸骨、肋骨、肋软骨，背侧部分起自高位腰椎，均止于穹隆中央的中心腱。横膈与胸壁相邻的部位称为zone of apposition，该部分的收缩对呼吸运动起很大作用。

膈神经麻痹和横膈功能不全没有特异性的超声表现，因此大部分不能被确诊。但随着床旁横膈超声检查的普及，希望有所突破。

## 21.2  2 种检查方法

利用超声观察横膈，主要采用2种检查方法。在健康人群的研究中发现，横膈的移动幅度卧位比立位时大，背侧比腹侧大。因此，多采用卧位检查。

#### ◆ 观察横膈穹隆（前肋下切面）（图21-2）

从肋弓下显示横膈穹隆的背侧，测量横膈随呼吸的移动幅度。在右侧将肝、在左侧将脾作为声窗进行探查。从腹壁到横膈穹隆的距离约为15 cm，因此可以使用低频率的凸阵探头或心脏扇形探头。横膈位于肝（脾）与胸腔之间，呈粗线状高回声。

在右侧，将探头放在锁骨中线与腋前线之间的肋弓下，探头朝向被检查者的头侧和后背侧，观察右侧横膈穹隆的背侧。在左侧，于锁骨中线与腋前线之间的肋弓下或低位肋间隙观察左侧横膈。脾较小时不易观察。吸气时横膈向腹侧移位，图像上显示横膈向探头靠近。此时，首先在B型超声找出横膈向探头靠近的部位，然后用M型超声测量横膈移动幅度（呼吸性差位）。据报道，评价横膈移动幅度的切面主要是矢状面和向头侧倾斜的横切面。

在健康人群的研究中发现，呼吸时横膈移动幅度为4～10 cm，男性大于女性。在一项利用超声下横膈移动幅度预测机械通气脱离障碍的研究中，发现右侧横膈的移动幅度小于1.4 cm、左侧横膈移动幅度小于1.2 cm时可预测机械通气脱离障碍，其阳性预测值约为80%。

#### ◆ 观察zone of apposition处的横膈（肋间观察）（图21-3）

横膈边缘与胸壁相邻的部位称为zone of apposition。该部位可在腋前线的低位肋间隙观察。因离胸壁较近，可使用高频线阵探头测量此处横膈厚度。在健康人群中，此处横膈厚度为0.22～0.28 cm，当呼气末横膈厚度小于0.2 cm或肌肉厚度无变化时，怀疑为横膈萎缩。

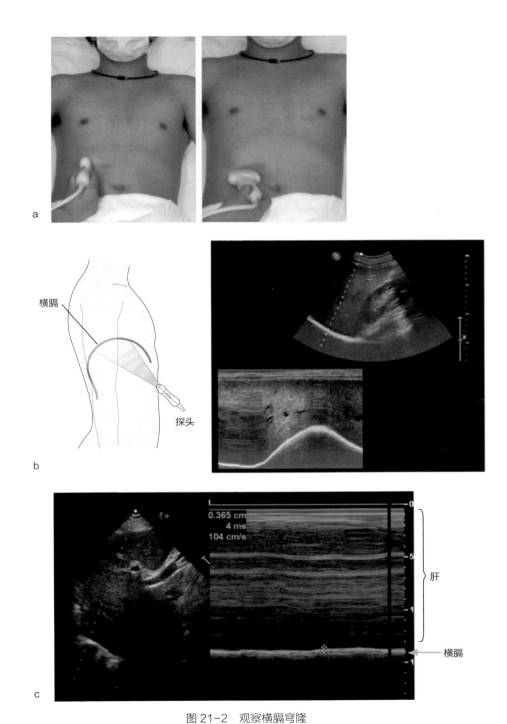

图 21-2　观察横膈穹隆

a. 探头的位置：矢状面（左）、横切面（右）；b. 声束的方向（左）及正常时
的超声表现（右）；c. 膈神经麻痹的超声表现

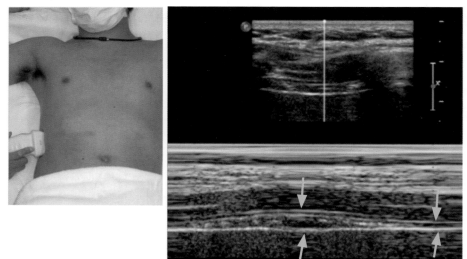

图 21-3　观察 zone of apposition 处的横膈厚度

a. 探头的位置；b. 显示随呼吸变化的横膈厚度（图像由米泽直树医师提供）

## 【参考文献】

[1]　Suga K. Tsukuda T, Awaya H, et al: Interactions of regional respiratory mechanics and pulmonaryventilatory impairment in pulmonary emphysema: assessment with dynamic MRI and xenon-133 single photon emission CT Chest 117: 1646-1655, 2000.

[2]　スネル臨床解剖学 第3版, メディカルサイエンスインターナショナル，2002.

[3]　Boussuges A, Gole Y Blanc P: Diaphragmatic motion studied by m-mode ultrasonographymet hods,reproducibility,and normal values. Chest 135: 391-400, 2009.

[4]　Kim WY, Suh HJ. Hong SB, et al: Diaphragm dysfunction assessed by ultrasonography: influenceon weaning from mechanical ventilation. Crit Care Med 39: 2627-2630, 2011.

[5]　Sarwal A Walker FO Cartwright MS: Neuromuscular ultrasound for evaluation of the diaphragmMuscle Nerve 47: 319-329, 2013.

[6]　Boon AJ, Sekiguchi H, Harper CJ, et al: Sensitivity and specificity of diagnostic ultrasound in thediagnosis of phrenic neuropathy. Neurology 83: 1264-1270, 2014.

## 参考网站

http://www.healthcare.philps.com/main/education/ultrasound/emergency-medicine＿cc/index.wpd

# 22 单肺通气、食管插管、气管插管

田中博志（旭川医科大学麻醉与复苏学）

## 22.1 单肺通气

单肺通气时，肺部超声也能观察对侧不通气的肺（图22-1）。单肺通气状态下，对侧肺停止呼吸运动，所以肺滑动（-）、能量肺滑动（-），且显示条形码征（M型超声）。然而，因仍有心脏搏动，所以肺搏动（+），这是最大的特点。而且，因其与气胸形成原理不同，所以超声上表现为肺所在区域闪闪发亮，这与正常肺组织表现相同。如图22-5为食管插管、单肺通气流程图。

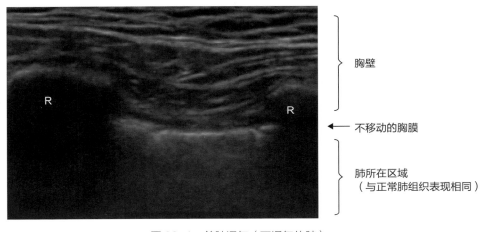

胸壁

不移动的胸膜

肺所在区域
（与正常肺组织表现相同）

图 22-1　单肺通气（不通气的肺）

没有呼吸运动所致的胸膜移动，只显示心脏搏动所致的胸膜振动。肺所在区域，显示与正常
肺组织相同的伪像，其本质上与气胸不同。R，肋骨

## 22.2 食管插管

经皮超声可以判断食管插管。在正常颈部超声检查中，可以显示气管和塌陷的食管（图22-2）；在食管插管的状态下，食管因插入的软管而呈扩张状态，由此可以判断食管插管（图22-3）。常规超声检查并非都能显示食管，但是大多数情况下在颈部左侧、食管颈段水平都可显示食管，其鉴别并不困难。

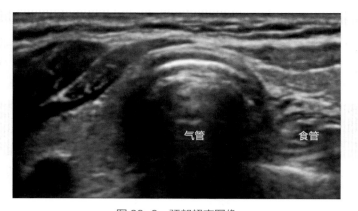

图 22-2 颈部超声图像

胸骨上窝上方水平。中间为气管，多数在气管的左下方显示食管。
气管管腔呈黑色，是气管管腔内空气的影像，为虚像

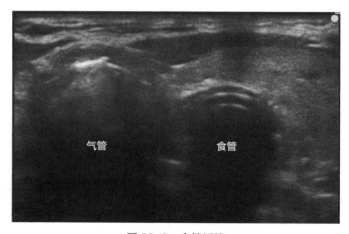

图 22-3 食管插管

在气管左侧显示扩张的食管，其内可见插入的软管。食管管腔因
软管内的空气，与气管一样表现为黑色

## 22.3 气管插管

超声也能确认气管插管。因气管管腔充满空气，超声无法显示管腔内部情况，只有在软管紧贴于气管内壁时才能显示，表现为2条平行弯曲的高回声线，我们称为"双重线"，名如其形（图22-4）。

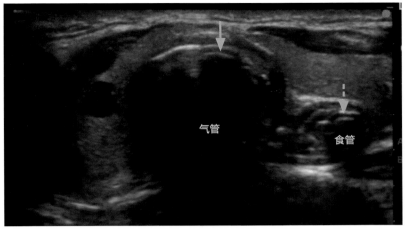

**图 22-4　气管插管与胃管**

实线箭头所指为气管内的软管，呈双重线。双重线后方常常显示声影。虚线箭头
所指为食管内的胃软管，与气管软管相同，呈双重线

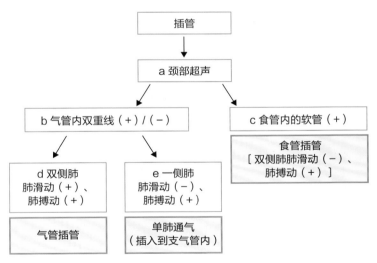

**图 22-5　食管插管、单肺通气的流程图**

　　如果正常征象的肺滑动、肺搏动、能量肺搏动之一为（＋），可以立即排除气胸。如果无法判断，则进行 M 型超声。如果显示声束入射至肺表面而形成的海岸征，可以诊断为正常肺；如果显示代表完全不运动的条形码征，可诊断为气胸。如果是气胸，应扩大扫查范围，沿着肺点进行探查，以确定气胸范围。a. 插管进行中及插管后，在胸骨上窝上方探查；b. 如果气管内双重线（＋），则立刻判断为气管插管，即使双重线（－），只要食管扩张（－），就认为是气管插管；c. 如果出现食管扩张，则判断为食管插管。如果食管内双重线（＋），则能更肯定；d. 双肺肺滑动（＋）时，可排除单肺通气（插入到支气管内）。偶尔难以确认肺搏动（＋）时，将肺滑动（＋）视为主要征象进行判断；e. 一侧肺肺滑动（－）时，代表此肺不通气，单肺通气的可能性大。应注意，在气胸、胸膜粘连、单肺通气等情况下，可出现肺滑动（－）

**参加超声研讨会吧！**

　　超声心动图及腹部超声等以临床诊断为目的的主流超声诊断，已有一段历史，而且已有很多相关实践性训练和培训讲座。现如今，包括肺部超声在内的即时超声，因 2011 年 *New England Journal of Medicine* 中的一篇综述而备受瞩目，在日本也开始发展。

　　借此机会，在此介绍一下由 ABCD sonography 集团主办的实践性训练，本书多位编者隶属于此集团。ABCD sonography 的宗旨是减少教科书式的讲课、增加技能扫查的训练时间，即以培养实践能力为目的。此实践性训练先在互联网接受 E-learning，在掌握基础理论的基础上，再学习扫查技巧。E-learning 使用的是 USabcd 集团的教材（日文版），该集团的核心成员包括 Dr. Eric Sloth 等。Dr. Eric Sloth 等曾参与设计胸部超声重点评估（focus assessed transthoracic Echo，FATE）方案，此方案在丹麦被认为是既便捷又好用的方法。关于学习班举办情况请浏览 abcd-sonography.org。

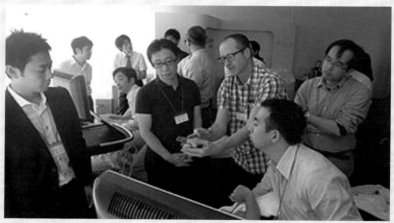

邀请 Dr.Eric Sloth 参加在日本举办的首次 FATE 课程的盛况